30分で3品完成！

作りおき糖質オフおかず 210

牛尾理恵 Rie Ushio

西東社

Introduction

3カ月後 新しい自分に出会う

西東社 企画・編集担当

本書を手にしていただきありがとうございます。
この本は「やせたい人」のための本です。
私はこれまで、さまざまなダイエットに挑戦しては挫折を繰り返してきました。
でも、「今度こそやせたい！」「編集者として、結果が出る
ダイエット本を出したい！」そう強く思い、この本を企画しました。
というのも、友人に感化されたんです。
少し会わない間にやせて大変身を遂げ、とても輝いていました。
40歳を過ぎて老けていく一方だと感じていたけれど、自分も変わりたい！
こんな私をやせさせてくれそうな先生を調べに調べ、
めぐり会えたのが牛尾理恵先生です。
「食いしん坊で、料理が苦手で、時間がない！そんな私でも続けられて、
やせることができるレシピを教えてください!!」──そうお願いしました。
糖質オフの知識と実際のご経験から、リアリティのあるレシピをご考案くださり、
的確なアドバイスをしていただきました。私は作っておいしく食べながら、
疑問に思ったこと、悩んだことを紙面に反映しました。
追加で欲しいと感じたレシピの撮影もお願いしました。
目標体重まではもう少しですが、自身をもってこの本をおすすめします！

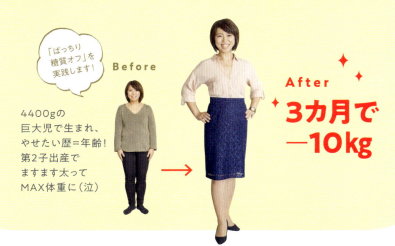

「ばっちり糖質オフ」を実践します！

Before

4400gの巨大児で生まれ、やせたい歴＝年齢！第2子出産でますます太ってMAX体重に（泣）

After
3カ月で －10kg

糖質オフダイエットは必ず結果が出ます

栄養士・料理研究家　牛尾理恵

私は、この本を「糖質オフおかずの作りおき本」としてお引き受けしました。
ところがはじめての打ち合わせでお話を聞くと、私がどのようにしてやせたか、
どうしたらやせられるか——編集者さんの切実な思いが伝わってきました。
そして、その姿が少し前の自分と重なりました。
私も40歳の誕生日を目前にして、糖質オフで体重を10キロ落とした過去があります。
どうやら私の務めは「毎日の生活のなかで実践できる糖質オフレシピを作って、
ダイエットをサポートすること」のようです。彼女曰く、
「私みたいな人でもやせられたら、読者も間違いなくやせられると思うんです」。
おぉ、責任重大！ 私にとっても新しいチャレンジのはじまりです。
進めて行くと、「この食材はハードルが高いです」「この調味料は持っていません」
「餃子が食べたいです」なかなかに手強いリクエスト（笑）
そんなやりとりの結果、完成したのがこの本です。
未来を今より輝かせることはできます。本書を役立てていただけたらうれしいです。

私の「ゆる糖質オフ」HISTORY

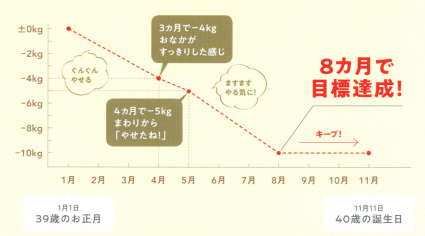

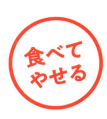

糖質オフダイエットのすすめ

「なぜ太るのか」あらためて考えてみましょう

　わたしたちは、体を維持し、身体活動を行うために必要なエネルギーを食事から摂取しています。この摂取量が必要な量を上回ると、あまった分は脂肪として体に蓄積されます。簡単に言えば、必要以上に食べ過ぎているから太るのです。また、太るとエネルギー消費が悪くなり、さらに太るという悪循環に陥ります。太ってしまった体重を減らすためには、消費が上回るようにしなければなりません。だからといって、食べる量を制限するのはたいへんです。そこでおすすめなのが糖質オフです。

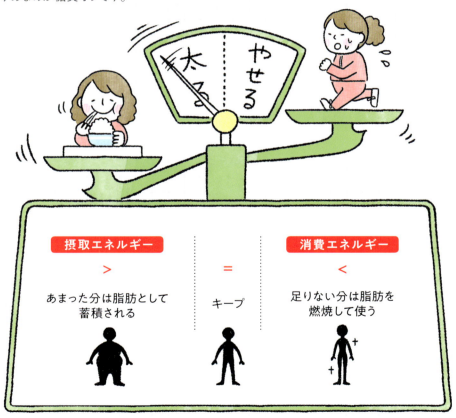

糖質オフでやせるワケ

　食べものは大きく5つの栄養に分類され、それぞれに、「エネルギーになる」「体を作る」「体の調子をととのえる」働きがあります。どれも欠かせないものですが、とり過ぎると脂肪となって蓄積されます。なかでも現代の食生活のなかでオーバーしがちなのが、炭水化物です。炭水化物は食物繊維と糖質で構成されていて、食物繊維は消化吸収されないので、肥満のおもな原因はとり過ぎた「糖質」といってよいでしょう。この糖質を控えるのが「糖質オフ」です。

　糖質は体の大事なエネルギー源ですが、エネルギーは、糖質→脂肪→たんぱく質の順番で消費されます。そのため糖質を制限すると、糖質のかわりに脂肪を燃やしてエネルギーにします。これが糖質オフでやせる仕組みです。

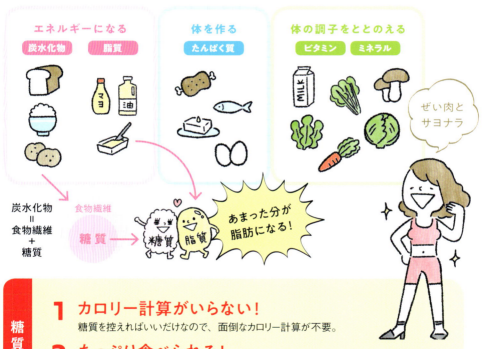

糖質オフの基礎知識

糖質オフのメリット

1 カロリー計算がいらない！
糖質を控えればいいだけなので、面倒なカロリー計算が不要。

2 たっぷり食べられる！
糖質の少ないものであれば、肉や魚、卵、油もたっぷりとってOK。

3 お酒を飲んでも大丈夫！
糖質の低いお酒を選び、適量飲むくらいならやめる必要がない（P130）。

4 健康になる
糖尿病や生活習慣病の予防・改善、美容などの効果もあると言われている。

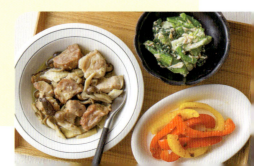

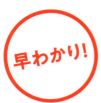

早わかり! 糖質オフの食材選びのきほん

食べ過ぎ注意! 糖質の多い食材

穀類

糖質が多いので控えたいが、エネルギー源であり、食物繊維を多く含んでいるので、別の糖質の低い食材でこれらの栄養をしっかりとる。

ご飯類

パン類

麺類

餅

お菓子・ジュース

糖質と脂質が多い原料でできているので極力控えて。

ショートケーキ

チョコレート

せんべい

ポテトチップス

おだんご

ジュース

いも類・根菜類・一部の野菜

「甘い野菜」に注意。これらは、少量であれば食べて構わないが、メインになっている料理は避けて。

さつまいも

じゃがいも

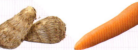
里いも　　にんじん

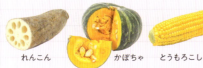
れんこん　かぼちゃ　とうもろこし

果物

ビタミンなどの栄養があるが、果糖という糖質が多く、食べ過ぎると脂肪になる。

バナナ

りんご

ぶどう

甘味料

甘みをつけ加えるためのもので糖質のかたまり。

砂糖

メープルシロップ

はちみつ

含まれる糖質量に敏感になりましょう！

糖質オフはとり過ぎていた糖質の摂取量を控えて、脂肪を減らすダイエットです。きほんはとっても簡単。糖質が多い食材はなるべく控えて、糖質が少ない食材からきちんと栄養をとること。意識して欲しい食材をまとめました。　▶食材別の糖質量はP134〜137

たっぷり食べてOK！ 糖質の少ない食材

肉 類
牛・豚・鶏どれもOK。低糖質で体を作るたんぱく質を多く含む。

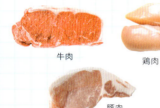

牛肉　　鶏肉　　豚肉

魚 類
赤身魚・白身魚どれもOK。低糖質で良質なたんぱく質のほかEPAやDHAも含む。

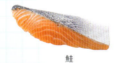

鮭　　さば

豆腐・卵・乳製品
低糖質でたんぱく質豊富。豆腐類や卵は主食のかわりにもなり、チーズは味つけにも使える。

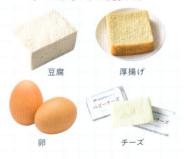

豆腐　　厚揚げ　　卵　　チーズ

野 菜
ビタミン・ミネラル・食物繊維などを多く含む。なかでも低糖質な葉菜類は積極的に食べて。

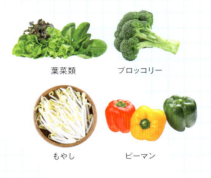

葉菜類　　ブロッコリー　　もやし　　ピーマン

きのこ類
糖質が少なく、食物繊維が豊富。食べごたえもあるのでおすすめ。

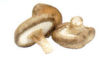

しいたけ　　しめじ

調味料について
糖質オフではご飯・パンなどの主食のかわりにおかずを多く食べるので、塩分のとり過ぎに気をつけて。にんにくや唐辛子などのスパイス類で風味を出すと、薄味でも満足感が高まります。

糖質の多い調味料
●砂糖　●みりん　●小麦粉・片栗粉
●酒　●ケチャップ　●ソース　●焼き肉のたれ

糖質オフの基礎知識

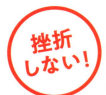

2つの糖質オフコースで確実にやせる！

無理をせずに、自分に合うコースで

糖質オフ生活をはじめる前に、BMIを出してみましょう。BMIは、体重と身長の関係から肥満度を示す体格指数。現状を把握することができます。BMI22がもっとも病気になりにくい適正体重と言われており、BMI22以下の人はダイエットをする必要はありません。

減らしたい体重は何キロですか？ 3キロ程度の人もいれば、10キロ以上の人もいると思います。また、「しっかりやって短期間でやせたい」「長くゆるやか続けたい」と、取り組み方の希望もあるでしょう。そこで、本書では「ばっちり」と「ゆる」の2つの糖質オフコースを設定しました。

適正体重はあくまで目安。リアリティのある目標設定にしましょう！

目標体重を設定しましょう

BMI

体重(kg) ÷ 身長(m) ÷ 身長(m) ＝ BMI

- 判定　18.5未満……低体重　　　30〜35未満……肥満(2度)
　　　　18.5〜25未満……普通体重　35〜40未満……肥満(3度)
　　　　25〜30未満……肥満(1度)　40以上……肥満(4度)

適正体重

身長(m) × 身長(m) ×22＝ ◯◯ kg

減らす体重

今の体重 − 適正体重 ＝ ◯◯ kg

> 好きなコースを選んでスタート!

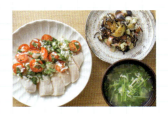
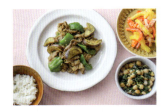

ばっちり

- ☑ 1食の糖質量20g以内
- ☑ ご飯、パンなどの主食を食べない
- ☑ 間食は糖質量1日10g以内
- ☑ 1カ月で3キロくらい減る

こんな人におすすめ!
- 短期間でやせたい
- 減らしたい体重が多い

料理の特長
- ▶ 肉、魚の主菜たっぷりで大満足。
- ▶ 副菜も低糖質食材が中心。
- ▶ ご飯を欲しくならない味つけ。
- ▶ 油を使った調理で腹もちがよい。
- ▶ 切り方、噛みごたえ、汁ものなどの工夫で自然と食べるのがゆっくりに。

ゆる

- ☑ 1食の糖質量40g以内
- ☑ ご飯、パンなどの主食を食べる
- ☑ 間食は糖質量1日10g以内
- ☑ 1カ月で1キロくらい減る

こんな人におすすめ!
- ゆるく気長に続けたい
- ご飯やパンを食べたい

料理の特長
- ▶ 肉、魚の主菜はご飯・パンに合う味つけ。
- ▶ 副菜はにんじんやれんこんなど、糖質がやや多めの食材も使用。
- ▶ 油を使った調理で腹もちがよい。
- ▶ 切り方、噛みごたえ、汁ものなどの工夫で自然と食べるのがゆっくりに。

「ばっちり」と「ゆる」を組み合わせてもOK!

- ☑ 「ごく短期間なら頑張れそう」という人は、「ばっちり」を1〜2週間続けて脂肪を燃やしやすい体にし、「ゆる」に切り替える。
- ☑ 「1食ならご飯を食べなくてもよい」という人は、夕食のみ「ばっちり」、ほか2食は「ゆる」にする。
- ☑ 「夜は家族と一緒にご飯も食べたい」という人は、夕食のみ「ゆる」に、ほか2食は「ばっちり」にする。

糖質オフの基礎知識

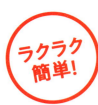
ラクラク簡単!

3品献立の作りおきでラクに続ける

1食分の糖質量

簡単に30分でおいしい3品が完成します

忙しい毎日のなかで、毎食糖質を計算して作って食べるのは大変です。作りおきなら、器に盛ってレンジでチンして食べるだけ。「忙しい」「料理が苦手」「献立が考えられない」——という声を受けて、本書は30分でバランスのとれた3品の献立が4〜6食分できあがるようにしています。

栄養・味つけ・見た目に変化をつけた
主菜＋温かい副菜＋
冷たい副菜の献立です。

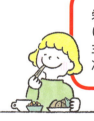

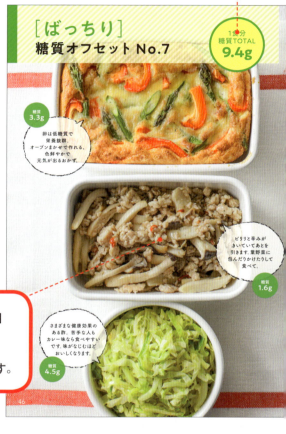

[ばっちり]
糖質オフセット No.7

1食分
糖質TOTAL
9.4g

糖質 3.3g
卵は低糖質で栄養抜群。オーブンまかせで作れる、色鮮やかで元気が出るおかず。

ピリリと辛みがきいていてあとを引きます。葉野菜に包んだりかけたりして食べて。
糖質 1.6g

さまざまな健康効果のある酢。苦手な人もカレー味なら食べやすいです。味がなじむほどおいしくなります。
糖質 4.5g

---

check! 保存のルール

ルール1　保存容器の水けをよくふく

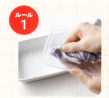

使う前によく洗い、清潔なふきんでしっかりとふく。特にふたの溝や容器の角の水けに注意して。

ルール2　清潔な箸やサーバーを使う

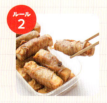

詰めたり、取り分けたりするときは清潔な箸やサーバーを使って。使い回すと、雑菌が入ってしまう原因に。

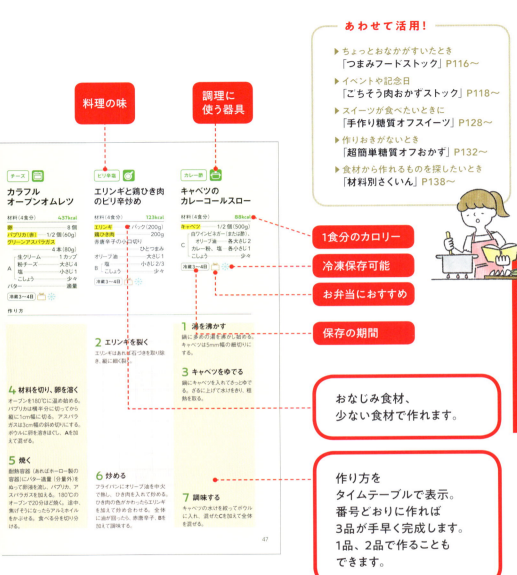

あわせて活用！

- ちょっとおなかがすいたとき
  「つまみフードストック」P116〜
- イベントや記念日
  「ごちそう肉おかずストック」P118〜
- スイーツが食べたいときに
  「手作り糖質オフスイーツ」P128〜
- 作りおきがないとき
  「超簡単糖質オフおかず」P132〜
- 食材から作れるものを探したいとき
  「材料別さくいん」P138〜

料理の味

調理に使う器具

1食分のカロリー

冷凍保存可能

お弁当におすすめ

保存の期間

おなじみ食材、少ない食材で作れます。

作り方をタイムテーブルで表示。番号どおりに作れば3品が手早く完成します。1品、2品で作ることもできます。

糖質オフの基礎知識

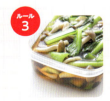

ルール3 冷ましてから保存
料理が温かいと熱がこもり、水滴がついていたみの原因に。汁けのあるものは、汁ごと容器に入れて保存を。徐々に味がしみ、日もちもよくなる。

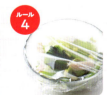

ルール4 食べる分だけを温める
炒めものや煮ものなどは、食べる分だけを耐熱容器に取り分け、ふんわりとラップをかぶせて電子レンジで加熱する。

続ける！ 糖質オフの約束と成功のヒケツ

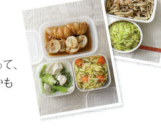

さあ、糖質オフ生活を始めましょう

難しい決まりはありません。コースを決めたら、その料理を作って、食べるだけです。慣れるまでの数日はきつく感じることもあるかもしれませんが、習慣になってしまえば特別なことではありません。

約束-1 本のレシピを守って作る

本書のセット（献立）は糖質量と栄養バランスを考えてありますので、セットで作って食べていただくのが一番おすすめです。慣れてきたら、記載している糖質量を確認して、「ばっちり」は1食トータル20g以内、「ゆる」は1食トータル40g以内になるようにおかずを組み合わせるのもよいでしょう。

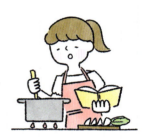

約束-2 3食しっかり食べる

朝・昼・夕、きちんと食べるのが基本です。できるだけ同じ時間に食事できればなお良しですね。消化のリズムが安定します。やせたいばかりに食事を抜くのは逆効果。栄養が不足しますし、体が飢餓状態と思い込み、脂肪をため込みやすくなります。

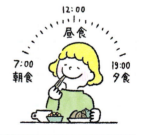

約束-3 野菜から食べる。たっぷり食べる

まずは野菜から食べることを心がけましょう。満腹中枢を刺激し、食べ過ぎを防ぐ効果があります。野菜はビタミン・ミネラル・食物繊維を多く含み、低糖質。糖質量の範囲内であればプラスもOKです。ただし、野菜を食べるための調味料で塩分が高くならないようにしてください。

必ず結果を出す！ 成功のヒケツ

ダイエットを成功させるために
最も必要なことは「継続していく力」。
「やらなければいけない」ではなくて、すべては自分のためです。
努力しただけ、ほかの誰でもなく自分に結果が帰ってきます。

アプリで体重管理

ダイエットのためには、毎日できるだけ同じ条件で体重測定し、体の状態を把握することが大切です。今は便利な無料の体重管理アプリがたくさんあります。まずはお気に入りのアプリをダウンロードしましょう。体重の変化をグラフにしてくれたり、記入を忘れるとお知らせしてくれたりと、継続しやすくなります。

周囲の理解を得る

糖質オフをすると、家族と別の食事になったり、友人や同僚との食事で選べるお店が制約されたりします。糖質オフをしていることを宣言した方が、周囲も理解してくれ、応援団かつ監視団にもなってくれるでしょう。結果、ダイエットへの自分の意識も高まり、モチベーションがアップします。

軽い運動を取り入れる

食事とともに大切なのは運動です。代謝がアップし、よりやせやすい体を作ります。ハードな運動でなくて構いません。エレベーターではなく階段を使う、一駅前の駅から歩く、車のところを自転車で行くなど、生活のなかで積極的に体を動かしましょう。たまに行くジムより、日々の積み重ねが効果的です。

体重の増減に一喜一憂しない

糖質オフを続けると確実に体重は減りますが、1日単位でみると減る日もあれば増える日もあります。減ったからといって油断するのも、増えたからといってあきらめたり、ムリをするのもよくありません。1カ月前の体重とくらべて、減って入れば大丈夫。減っていない場合は、独自の方法になってしまっていないか確認して。

糖質オフの基礎知識

糖質オフダイエットのQ&A

こんな時どうする？

ムリせず続けて

Q.1 糖質オフは誰がしてもいいですか？

A 健康な大人ならOK!

本書は健康な大人向けに制作しています。糖尿病の薬を飲んでいる人、インスリン注射をしている人、腎機能が低下している人、妊娠中・授乳中の人などには不向きです。また、持病のある人は必ず医師の診断を受けてから行ってください。21ページの「本書の注意」もご確認ください。

Q.2 家族も同じおかずを食べてもいいの？

A OKですが、食べる量に気をつけて。

本書のおかずは、茶碗1杯分＝150gのご飯と食べるとカロリーオーバーになって太ってしまうこともあります。家族も食べる場合は、17ページで必要なエネルギー量を確認し、レシピに記載しているカロリーで食べる量を調整してください。

Q.3 食べ過ぎてしまいました。

A 運動でフォローしましょう。

食べ過ぎてしまったからといって、次の食事を抜いてしまうのは絶対NG。たくさん食べたとはいえ、1食分くらいなら、大きな影響はありません。気持ちを切り替えて、次からきちんと食事をとることが大事です。また、意識的に体を動かして、いつもより活動量を上げるようにしましょう。ストレス発散、気分をリフレッシュする効果もあります。

Q.4 どうしても夕食が遅くなってしまいます。

A 夕方に「つなぎ食」をとって空腹をしのいで。

残業などでどうしても夕食が遅くなる―そんなときは、食べる時間を気にするよりも、1日の糖質量のトータルがきちんと守られたかを重視してください。それが守れていれば、OKです。
おなかがすき過ぎて夕食をとると、ドカ食いの原因にもなりかねないので、夕食に「つなぎ食」をとっておくのがおすすめです。糖質の少ないゆで卵、チーズ、小魚などをチョイスしましょう。

Q.5 食品に糖質量が書いてない！「0」ということ？

A 「0」ではありません。

糖質量の記載がない場合は、炭水化物、食物繊維の量をチェックしてみてください。
炭水化物−食物繊維＝糖質量。つまり、炭水化物から食物繊維量を引いたものが糖質量になります。食物繊維が書かれてない場合は、正確な糖質量を出すことは難しいですが、炭水化物の量が多いものを避けるのが、無難です。

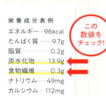

栄養成分表例
エネルギー……96kcal
たんぱく質……9.7g
脂質……0.2g
炭水化物……13.9g
食物繊維……0.3g
ナトリウム……49mg
カルシウム……112mg

この数値をチェック!

Q.6 便秘がちです。糖質オフのせいでしょうか。

A 糖質オフが原因かもしれません。

炭水化物を減らすと食物繊維の摂取量が減るので、便秘になることもあります。それをカバーするためには、野菜やきのこ、海藻類をしっかりとることが大切です。合わせて水分も十分とることを心がけましょう。

Q.7 きちんと糖質オフしているのに体重が増えました。

A 増えたのはほぼ水分。

ダイエットの体重は、増えたり、減ったりを繰り返しながら、徐々に減っていきます。体重は、脂肪、筋肉、骨、内臓、体液、老廃物などを合わせた重さです。だから体重が増えたからといって、脂肪が増えたとは限りません。1日で前後した体重は、ほぼ水分と考えてよいでしょう。
特に女性の場合は、生理周期によって水分やエネルギーをため込みやすい期間もあります。1〜2kgの増加は仕方のないことと割り切りましょう。

Q.8 体重が落ちなくなってしまいました。

A 糖質オフは必ずやせます。長い目で取り組んで。

順調に体重が落ちていったのに、突然訪れる停滞期。ダイエットの停滞期は、誰にでも訪れるものです。このつらい停滞期の過ごし方が、ダイエットの成功のカギといっても過言ではありません。
停滞期には個人差があり、1週間で抜ける人もいれば、1ヵ月ほど続く場合もあります。ここであきらめず、腰をすえて気長に取り組むことが大切。停滞期は体が今の状態に慣れるための通過点です。「いつか停滞期を抜ける」と信じて、今までのダイエットを続けてください。

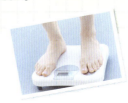

糖質オフの基礎知識

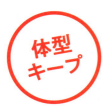

リバウンドしない！やせたあとの食事

糖質オフからカロリーコントロールへ

　糖質オフは、一時的に糖質の摂取を制限して余分な脂肪を減らし、体重を適正値にするための手段です。目標の体重までやせたら、それをキープするためには、摂取エネルギー（カロリー）を守りつつ、栄養バランスのよい食事をとること。摂取エネルギーは年齢や性別、日頃の活動量によって異なるので、右ページの表を確認してください。

　本書のレシピにはエネルギー量（カロリー）を表示しています。それを参考に、食べる量を調整するのもよいでしょう。「糖質の多い食品・食材を食べ過ぎない」習慣は引き続き心がけてください。

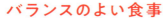

バランスのよい食事

主菜
たんぱく質 **脂質**
- 鶏肉の照り焼き

肉・魚、卵、大豆製品がメインのおかず。偏りがないように。

主食
炭水化物
- ご飯 150g

食べ過ぎにはくれぐれも注意。150gを守って。

野菜のおかずから食べましょう

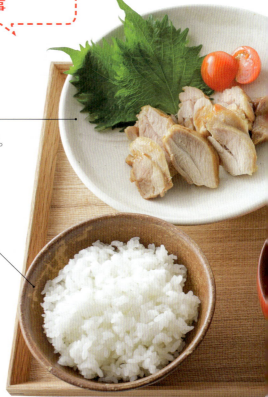

■必要なエネルギー量（kcal／1日）

身体レベル		Ⅰ（低い）	Ⅱ（ふつう）	Ⅲ（高い）
18〜29歳	男性	2,300	2,650	3,050
	女性	1,650	1,950	2,200
30〜49歳	男性	2,300	2,650	3,050
	女性	1,750	2,000	2,300
50〜69歳	男性	2,100	2,450	2,800
	女性	1,650	1,900	2,200

［身体活動レベル］

- **Ⅰ（低い）** 生活の大部分が座位で静的な活動が中心の場合。
- **Ⅱ（ふつう）** 座位中心の仕事だが、職場内での移動や立位での作業、接客等、あるいは通勤、買い物、家事、軽いスポーツ等のいずれかを含む場合。
- **Ⅲ（高い）** 移動や立位の多い仕事への従事者、あるいはスポーツ等余暇における活発な運動習慣をもっている場合。

糖質オフの基礎知識

副菜
`ビタミン` `ミネラル`

● ほうれん草のおかかあえ
野菜、豆、きのこ、海藻などのおかず。

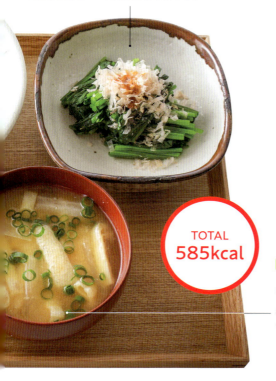

TOTAL 585kcal

ゆるコースを続けるのもOK!

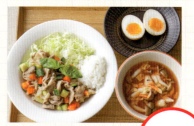

ガパオライス献立（P83）

「ゆる」コースはゆるやかに糖質を減らしているので、長く続けていただいても大丈夫です。

TOTAL 580kcal

副菜
`ビタミン` `ミネラル`

● 大根と油揚げのみそ汁
もう一つの副菜と食材や味が重ならないようにするとバランスが整います。

Contents

糖質オフの基礎知識

- 糖質オフダイエットのすすめ ……… 4
- 糖質オフの食材選びのきほん ……… 6
- 2つの糖質オフコースで確実にやせる! ……… 8
- 3品献立の作りおきでラクに続ける ……… 10
- 糖質オフの約束と成功のヒケツ ……… 12
- 糖質オフダイエットのQ&A ……… 14
- リバウンドしない! やせたあとの食事 ……… 16

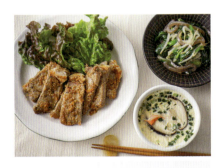

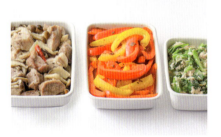

PART.1 [ばっちり]糖質オフダイエット

No.1 ……… 24
サラダチキン
なすの塩昆布あえ
豆苗と卵のスープ

No.2 ……… 28
めかじきのカレーピカタ
レンズ豆とベーコンの煮もの
ブロッコリーとオリーブのサラダ

No.3 ……… 32
韓国風ステーキ
ほうれん草ともやしのナムル
かにかまのレンジ茶碗蒸し

No.4 ……… 36
豚肉ときのこのアヒージョ
パプリカのアンチョビ炒め
青梗菜とツナのごまマヨネーズ

No.5 ……… 40
ミートボールとキャベツのトマト煮
ズッキーニの塩きんぴら
サーモンクリームチーズディップ

No.6 ……… 44
ひき肉と納豆の中華炒め
もやしと豆苗のマヨサラダ
ほうれん草の和風ポタージュ

No.7 ……… 46
カラフルオープンオムレツ
エリンギと鶏ひき肉のピリ辛炒め
キャベツのカレーコールスロー

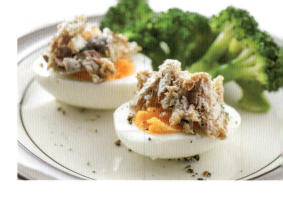

No.8 ……… 48
鶏肉の塩から揚げ
ミックスビーンズのデリサラダ
小松菜のポタージュスープ

No.9 ……… 50
チキンとブロッコリーのグラタン
きのこのオイル蒸し
パプリカとセロリのマリネ

No.10 ……… 52
鮭としいたけのわさびチーズ焼き
カポナータ
カリフラワーと金時豆のカレーサラダ

No.11 ……… 54
鶏肉のいんげん、チーズ巻き
しらたきのエスニック風サラダ
枝豆の香り漬け

No.12 ……… 56
豚ひき肉の油揚げギョーザ
豆もやしとちくわのゆずこしょうあえ
オクラと卵のスープ

No.13 ……… 58
豚しゃぶ 梅じそソース
いかとセロリのビネガー炒め
ブロッコリーとベーコンのスープ

No.14 ……… 60
さばのカレーマヨ焼き
ズッキーニとハムのチーズ炒め
酢キャベツ

No.15 ……… 62
鶏肉と豆もやしのサンゲタン風
ピーマンとたこのキムチ炒め
きゅうりと納豆昆布のねばねばあえ

- ●朝食なに食べる？ ……… 64
- ●昼食なに食べる？ ……… 66

PART.2 [ゆる]糖質オフダイエット

No.1 ……… 70
ローストビーフ
ズッキーニとにんじんのホイル焼き
ほうれん草の粒マスタードあえ

No.2 ……… 74
タンドリーチキン
ブロッコリーとピーナッツのソテー
オクラとトマトのサラダ

No.3 ……… 78
牛肉と野菜のオイスターカレー炒め
パプリカとベーコンのチーズ風味
ひよこ豆とパセリのサラダ

No.4 ……… 82
豚小間と野菜のピリ辛炒め
香味卵
しめじのトムヤンクン

No.5 ……… 86
えびチリ
ヤングコーンのバターじょうゆ炒め
ピーマンのおかかあえ

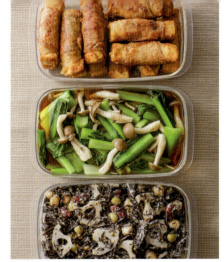

No.6 ……… 90
めかじきとしし唐のから揚げ
小松菜とコーンのオイル蒸し
きのこのマリネ

No.7 ……… 92
高野豆腐の豚肉巻き
小松菜としめじのおひたし
ひじきとミックスビーンズのサラダ

No.8 ……… 94
豆腐入りみそつくね
いんげんとまいたけのじゃこ炒め
大根のピリ辛酢漬け

No.9 ……… 96
豚肉のソテー オニオンにんにくソース
ブロッコリーの塩昆布あえ
おからのポテサラ風

No.10 ……… 98
鶏チャーシュー
青梗菜と帆立のさっと煮
糸寒天ときゅうりの中華風サラダ

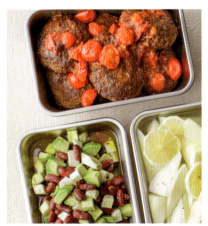

No.11 ……… 100
チキンのマヨ照り焼き
もやしのザーサイあえ
かぶと豆腐のみそポタージュ

No.12 ……… 102
さばとたっぷり野菜の南蛮漬け
たたききゅうりの梅あえ
高野豆腐のかき玉汁

No.13 ……… 104
鮭のみそマスタード焼き
きのことひよこ豆のソテー
にんじんとパセリのサラダ

No.14 ……… 106
おからバーグ トマトソース
アボカドチーズオイル
大根のレモンピクルス

No.15 ……… 108
厚揚げ、豚肉、青梗菜の炒めもの
カリフラワーとツナのホットサラダ
もやしのキムチあえ

- ●朝食なに食べる？ ……… 110
- ●昼食なに食べる？ ……… 112

PART.3
冷蔵庫のお助けストック

手間いらずであると安心!
つまみフードストック
- 塩ゆでブロッコリー ……………………… 116
- ゆで卵 …………………………………… 116
- 塩豆腐 …………………………………… 117

少しの手間で気分が上がる!
ごちそう肉おかずストック
- チキンのビネガー煮 ……………………… 118
  - チキンとミックスビーンズのサラダ／
  - チキンのビネガー煮 焼きポテト添え … 119
- 煮豚 ……………………………………… 120
  - 細切り豚肉と水菜のサラダ／
  - 豚肉と野菜のチャプチェ風 ………… 121
- ミートボールのクリーム煮 ……………… 122
  - ミートボールとブロッコリーのクリーム煮／
  - ミートボールのクリームパスタ …… 123

糖質オフのSOS!

- **SOS!** ご飯を いっぱい食べたい! ……… 124
- **SOS!** お菓子が大好き! ……… 126

ダイエットを楽しもう。
手作り糖質オフスイーツ

- プロテインの チョコパウンドケーキ … 128
- おからクッキー／ ブルーベリーの プロテインゼリー ……… 129

- **SOS!** お酒がやめられない! … 130
- **SOS!** 作りおきが切れた! ……… 132

- ● **食材別糖質量** ……………… 134
- ● **材料別料理さくいん** ……… 138

本書の注意ときまりごと

⚠ 糖尿病で経口血糖降下薬を飲んでいる人、インスリン注射をしている人は低血糖を起こす可能性があります。必ず医師に相談してください。
⚠ 腎機能障害、肝硬変、すい炎、長鎖脂肪酸代謝異常症の人は行わないでください。
⚠ 慢性疾患のある方は必ず医師に相談してください。
⚠ 妊娠中・授乳中の人には不向きです。
⚠ 本書は過度な糖質制限を推奨するものではありません。無理をせずに取り組んでください。

- 材料に記した分量(g)は正味です。野菜は皮をむく、種を取るなど下ごしらえをしたあとの分量です。
- しょうゆは濃口しょうゆ、塩は自然塩、バターは食塩使用のものを作っています。
- 小さじ1は5㎖、大さじ1は15㎖、1カップは200㎖です。
- 電子レンジの加熱時間は600wを基準にしています。機種や気候により、多少異なります。
- 冷蔵、冷凍の保存期間は目安です。ご家庭の保存状態で多少異なります。食べるときにかならずおかずの状態を確認してください。
- 手に傷があるときや、体調が悪いときは作らないでください。
- 栄養成分は日本食品標準成分表2015年版(七訂)に基づいています。エネルギー(カロリー)は1人分です。

PART.1

［ばっちり］糖質オフ
ダイエット

- ☑ 1食の糖質量 …………………… **20g以内**
  ［セットのトータル糖質量に余裕がある場合は、範囲内で食事や間食を増やしてもよい］
- ☑ 主食 …………………………… **食べない**
- ☑ 1日の間食の糖質量 …………… **10g以内**

短期でぐっと体重を減らしたい人に効果的な集中コース。
ダイエットが楽しくなる味とボリューム、そして効果です。
長期向けではないので、適正体重になったら切り替えを（P16）。

T.1

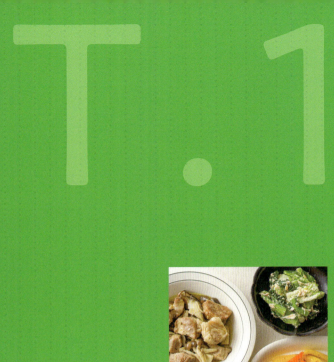

［ばっちり］
糖質オフセット No.1

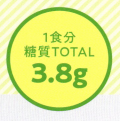

1食分
糖質TOTAL
3.8g

サラダチキンが主役。まずはこのセットで
「ダイエット」モードに切り替えましょう。

スープから先に食べると早食いを防ぎ、満足感もアップします。

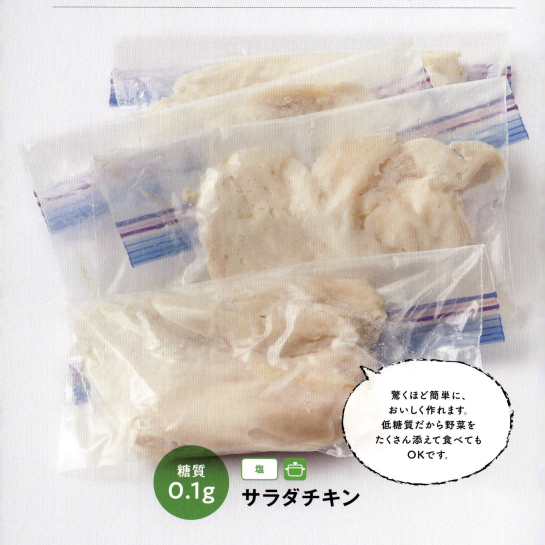

糖質
0.1g

塩 🍲

サラダチキン

驚くほど簡単に、
おいしく作れます。
低糖質だから野菜を
たくさん添えて食べても
OKです。

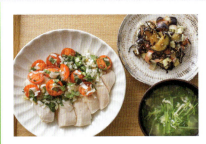

献立アドバイス

温めたチキンに切ったプチトマト、長ねぎ、青じそを散らしてボリュームと彩りをアップ。味つけは鶏肉の蒸し汁、ごま油、こしょうを混ぜてかけます。

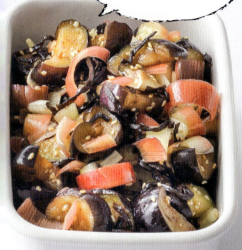

塩もみでかさが減り、たっぷりと野菜がとれます。ごま油が腹もちをよくします。

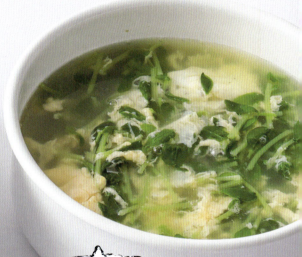

豆苗は安価なのに栄養価抜群のおすすめ食材。すぐ火も通るので、短時間で調理できます。

糖質 3.3g　塩昆布
なすの塩昆布あえ

糖質 0.4g　鶏がらスープ
豆苗と卵のスープ

[ばっちり] 糖質オフセット No.1

サラダチキン

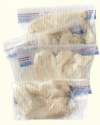

材料(4食分) **184kcal**

鶏胸肉（皮なし）
　　　　　　　　　大2枚(600g)
A ┌ 白ワイン……………大さじ1
　└ 塩…………………小さじ1

冷蔵4〜5日

なすの塩昆布あえ

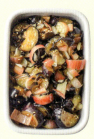

材料(4食分) **47kcal**

なす………………4本(360g)
みょうが………………3個
塩……………………小さじ1
　┌ 塩昆布………………10g
B │ 白いりごま………小さじ1
　└ ごま油……………小さじ2

冷蔵3〜4日

豆苗と卵のスープ

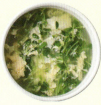

材料(4食分) **49kcal**

豆苗…………………1袋(100g)
卵………………………2個
　┌ 水…………………4カップ
　│ 鶏がらスープのもと(顆粒)
C │ …………………小さじ1
　│ 塩…………………小さじ1
　└ こしょう……………少々

冷蔵3〜4日

作り方

1 鶏肉を切る

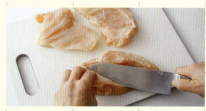

鍋に多めの湯を沸かし始める。鶏肉は厚い部分に包丁を入れて開き、半分に切る。バットに入れてAをまぶし、ジッパーつきの耐熱のポリ袋に入れて空気を抜き、口を閉じる。

2 湯に沈める

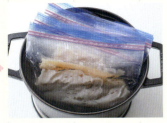

鍋の湯が沸騰したら火からおろし、袋を沈めて粗熱が取れるまでおき、中まで火を通す。

> **食べ方アレンジ**
> - カレー粉をふってスパイシーに。
> - レモン汁やゆずこしょうを加えて香りをプラス。

4 野菜を切って塩もみをする

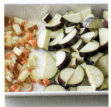 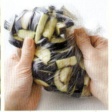

みょうが、なすは1cm幅の半月切りにする。ポリ袋になすを入れ、塩を加える。口を閉じ、袋の上から軽くもむ。

6 調味する

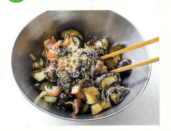

ボウルになす、みょうがを入れ、Bを加えて全体を混ぜる。

3 豆苗を切る

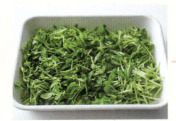

豆苗は2cm幅に切る。ボウルに卵を溶きほぐす。

5 スープに豆苗、卵を加える

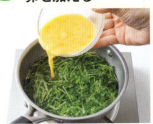

鍋にCを入れて中火にかけ、煮立ったら豆苗を加える。溶き卵を円を描きながら流し入れ、卵に火を通す。

［ばっちり］
糖質オフセット No.2

1食分
糖質TOTAL
19.8g

「糖質オフ＝肉たっぷり」のイメージが
あるかもしれませんが、良質なたんぱく質と脂質を含む「魚」も
取り入れて。3品異なる味で、食べることを楽しみましょう！

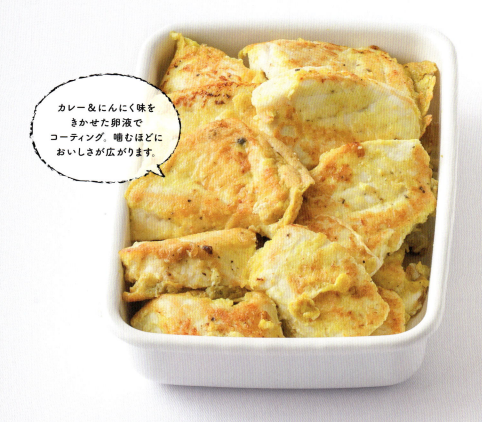

> カレー＆にんにく味を
> きかせた卵液で
> コーティング。噛むほどに
> おいしさが広がります。

糖質 **0.6g**　カレーにんにく　

めかじきのカレーピカタ

献立アドバイス

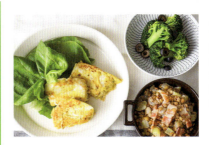

メインのピカタには、サラダ菜などの葉野菜を添えて。ご飯のかわりに口の中をリフレッシュしてくれる効果があります。

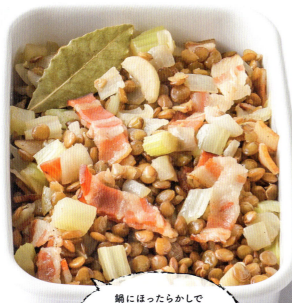

鍋にほったらかしで作れて簡単。レンズ豆は水もどし不要の便利食材で、ホクホクとご飯のような食べごたえがあります。

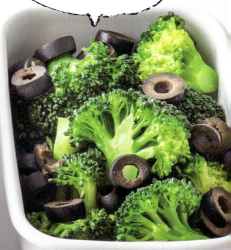

ブロッコリーは量を気にせず食べてOK！オリーブがなければアンチョビ少々に変えてみてください。

 糖質 18.2g　にんにく塩
レンズ豆とベーコンの煮もの

 糖質 1.0g　レモン塩
ブロッコリーとオリーブのサラダ

[ばっちり] 糖質オフセット No.2

めかじきのカレーピカタ

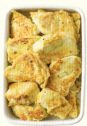

冷蔵3〜4日

材料(4食分)　　　**285kcal**
- めかじきの切り身 ……… 6切れ(600g)
- 卵 ……………………………… 2個
- 塩、こしょう ………………… 各少々
- A ┌ にんにくのすりおろし ……… 小さじ1/2
　　├ カレー粉 ……………… 小さじ1
　　└ 塩、こしょう ………… 各少々
- オリーブ油 ……………… 大さじ1

レンズ豆とベーコンの煮もの

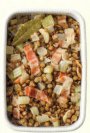

 冷蔵3〜4日

材料(4食分)　　　**319kcal**
- レンズ豆(皮つき) ……… 150g
- ベーコン ……………… 5枚(100g)
- セロリ ………………… 1本(100g)
- 玉ねぎ ………………… 1/2個(75g)
- にんにく ……………………… 1かけ
- B ┌ ローリエ ………………… 1枚
　　├ 水 ………………… 1カップ
　　├ 塩 ………………… 小さじ1/2
　　└ 粗びき黒こしょう ……… 少々

ブロッコリーとオリーブのサラダ

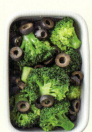

 冷蔵3〜4日

材料(4食分)　　　**41kcal**
- ブロッコリー ……… 大1株(300g)
- オリーブ(黒・種なし) ……… 50g
- C ┌ レモン汁 ……………… 大さじ1
　　└ 塩、こしょう ………… 各少々

作り方

1 材料を切る

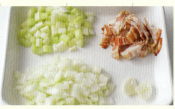

レンズ豆はざるに入れてさっと水洗いし、水けをきる。筋を取ったセロリ、玉ねぎは1cm角に切る。にんにくは半分に切り、ベーコンは1cm幅に切る。

2 材料を切る

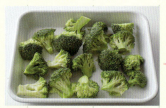

ブロッコリーは小房に分け、大きなものは縦半分に切る。オリーブは5mm幅の輪切りにする。鍋に水2ℓを入れて沸かし始める。

5 めかじきに卵液をからめる

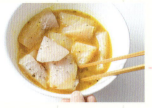

めかじきは2〜3等分に切り、両面に塩、こしょうをふる。ボウルに卵を溶きほぐし、Aを加えて混ぜる。めかじきを加えてさらに混ぜる。

6 焼く

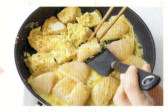

フライパンにオリーブ油を中火で熱し、めかじきを入れ、ボウルに残った卵液を加えて2〜3分焼く。返して同様に焼く。

3 煮る

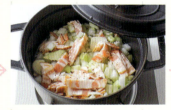

厚手の鍋にレンズ豆、セロリ、玉ねぎ、にんにく、ベーコンを入れ、Bを加える。ふたをして中火にかけ、15〜20分煮る。

7 煮上がり

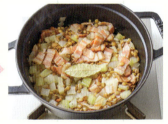

全体がしんなりとすればOK。味をみて塩、こしょう各少々（分量外）を加える。

4 ゆでる

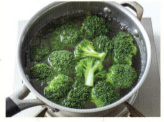

鍋に塩大さじ1（分量外）、ブロッコリーを入れて1分30秒ほどゆでる。ざるに上げて水けをきり、粗熱を取る。

8 調味する

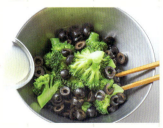

ボウルにブロッコリー、オリーブを入れ、Cを加えて全体を混ぜる。

［ばっちり］
糖質オフセット No.3

1食分 糖質TOTAL 4.6g

ちょっと濃い味が恋しくなってきたら、
がっつりステーキ！ ナムル、茶碗蒸しの組み合わせで、
男女問わずうれしいセットです。

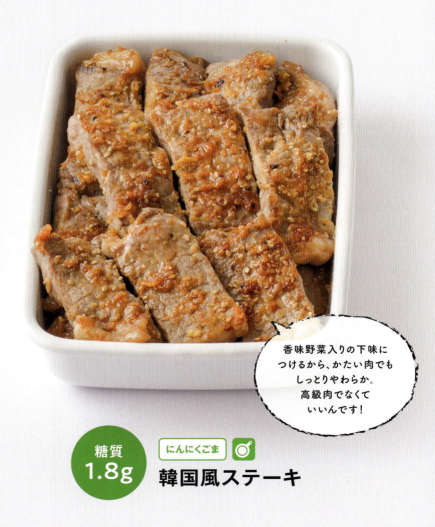

香味野菜入りの下味につけるから、かたい肉でもしっとりやわらか。高級肉でなくていいんです！

糖質 1.8g

にんにくごま
韓国風ステーキ

献立アドバイス

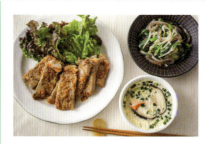

ステーキは
葉野菜をいっしょに
食べられるように
味を濃いめに
しています。
大きめの葉に
ときどき
包んで食べて。

ダイエット中は食物繊維を
たくさんとりたいので、
こんにゃくを
プラスしています。

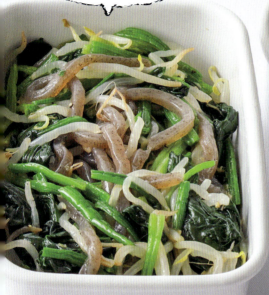

鶏がらスープのうまみが
きいた、レンジでできる
簡単茶碗蒸し。
食感の変化が楽しめます。

糖質 1.5g　ごま油しょうゆ
ほうれん草ともやしのナムル

糖質 1.3g　塩
かにかまのレンジ茶碗蒸し

[ばっちり] 糖質オフセット No.3

韓国風ステーキ

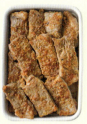

冷蔵3〜4日

材料(4食分) **419kcal**

- 牛ステーキ用肉(サーロイン) ……4枚(600g)
- A ┌ 塩 ……小さじ1/3
  └ こしょう ……少々
- B ┌ 白いりごま ……小さじ2
  │ にんにく・しょうがのすりおろし ……各小さじ2/3
  │ 玉ねぎのすりおろし ……大さじ2
  │ しょうゆ ……小さじ2
  └ 一味唐辛子 ……小さじ1/4
- ごま油 ……小さじ2

ほうれん草ともやしのナムル

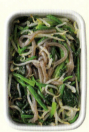

冷蔵3〜4日

材料(4食分) **84kcal**

- ほうれん草 ……大1束(300g)
- もやし ……1袋(200g)
- つきこんにゃく ……1袋(180g)
- C ┌ にんにくのすりおろし ……小さじ1/2
  │ ごま油 ……大さじ2
  │ しょうゆ ……大さじ1
  │ 塩 ……小さじ1/2
  └ こしょう ……少々

かにかまのレンジ茶碗蒸し

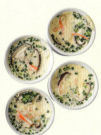

冷蔵3〜4日

材料(4食分) **95kcal**

- 卵 ……4個
- かに風味かまぼこ ……4本(40g)
- 生しいたけ ……2枚(30g)
- 万能ねぎの小口切り ……2本分(20g)
- D ┌ 鶏がらスープ ……2カップ*
  └ 塩 ……小さじ2/3

*鶏がらスープのもと(顆粒)小さじ1を湯2カップで溶き、冷ます。

作り方

3 材料を切る

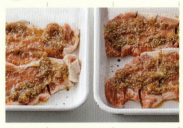

牛肉は2cm幅に切り、両面にAをふる。Bを混ぜ、牛肉の片面に等分にぬる。

1 ほうれん草をゆでる

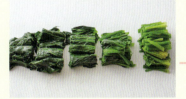

鍋に多めの湯を沸かし、塩少々(分量外)、ほうれん草を入れて1分ほどゆでる。水にとって冷まし、水けを絞って3cm幅に切る。鍋に湯を沸かし始める。

2 卵液を加熱し、材料を切る

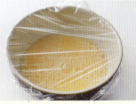

耐熱ボウルに卵を溶きほぐし、Dを加えて混ぜる。ふんわりとラップをし、電子レンジで5分ほど加熱する。かに風味かまぼこは裂き、しいたけは軸を落として薄切りにする。

7 焼く

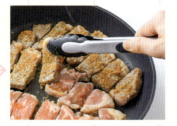

フライパンにごま油を中火で熱し、牛肉の下味の面を下にして2〜3分焼く。返して同様に焼く。

食材チェンジ [牛肉]
▶豚ロース肉（とんかつ用）…4枚（600g）
▶鶏もも肉…大2枚（600g）

4 もやしをゆでる

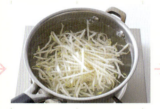

鍋にもやしを入れ、1分ほどゆでる。ざるに上げて水けをきり、粗熱を取る。再び鍋に湯を沸かし始める。

6 つきこんにゃくをゆでる

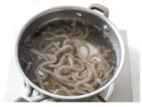

つきこんにゃくは食べやすい長さに切って鍋に入れ、2分ほどゆでる。ざるに上げて水けをきり、粗熱を取る。

8 調味する

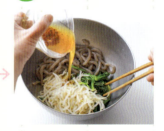

ほうれん草、もやし、つきこんにゃくの水けを絞ってボウルに入れ、混ぜたCを加えて全体を混ぜる。

5 器に具、卵液を入れて加熱する

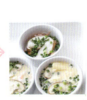 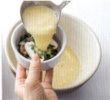

卵液を大きく混ぜる。耐熱容器4個にかに風味かまぼこ、しいたけ、万能ねぎを入れ、卵液を等分に加える。ふんわりとラップをし、電子レンジで5分ほど加熱する。

［ばっちり］
糖質オフセット No.4

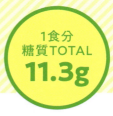

1食分
糖質TOTAL
11.3g

カラフルな色合いに気分が上がるセットです。

ブロック状の豚肉、肉厚なパプリカ、

自然と咀しゃく回数が増え、満腹中枢を刺激します。

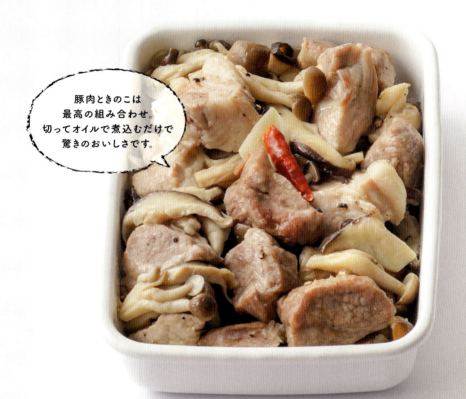

> 豚肉ときのこは
> 最高の組み合わせ。
> 切ってオイルで煮込むだけで
> 驚きのおいしさです。

糖質
2.4g

にんにくオリーブ油

豚肉ときのこのアヒージョ

献立アドバイス

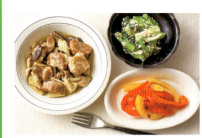

アヒージョに
せん切りキャベツや
レタスを添えても。

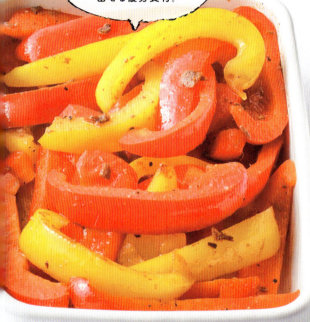

アンチョビは
100均でも手に入ります。
簡単に味に深みが
出せる優秀食材。

糖質
7.7g

アンチョビ

パプリカの
アンチョビ炒め

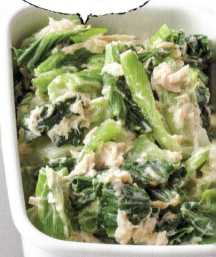

ツナ＋ごま＋マヨネーズは
野菜によく合います。
小松菜やピーマンと
あえても。

糖質
1.2g

ごまマヨ

青梗菜とツナの
ごまマヨネーズ

[ばっちり] 糖質オフセット No.4

豚肉ときのこのアヒージョ

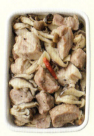

冷蔵3～4日

材料(4食分) **490kcal**
- 豚肩ロースかたまり肉……600g
- 生しいたけ…………8枚(120g)
- エリンギ………1パック(100g)
- しめじ…………1パック(100g)
- にんにく……………………1かけ
- 赤唐辛子……………………1本
- A
  - オリーブ油、白ワイン……各大さじ3
  - 塩……………………小さじ1
  - こしょう……………………少々

パプリカのアンチョビ炒め

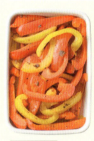

冷蔵3～4日

材料(4食分) **79kcal**
- パプリカ(赤、黄)……各2個(各240g)
- アンチョビ………………6枚(20g)
- オリーブ油……………………大さじ1
- 塩、こしょう……………………各少々

青梗菜とツナのごまマヨネーズ

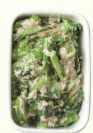

冷蔵3～4日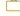

材料(4食分) **164kcal**
- 青梗菜……………小4株(400g)
- ツナの油漬け(缶詰)………2缶(140g)
- B
  - 白すりごま…………大さじ1
  - マヨネーズ…………大さじ1
  - 塩……………………小さじ1/2
  - こしょう……………………少々

作り方

1 材料を切る

しいたけは薄切りにする。エリンギは4cm長さに切り、縦に薄切りにする。にんにくは半分に切り、豚肉は2cm角に切る。赤唐辛子の種を取り除く。

3 材料を切る

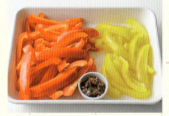

パプリカは縦に1cm幅の細切りにする。アンチョビは包丁で細かくたたく。

2 青梗菜を切る

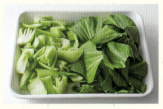

青梗菜は葉と茎を切り分け、葉は3～4cm長さ、茎は長さを半分に切り、根元を4つ割りにする。鍋に多めの湯を沸かし始める。

5 煮る

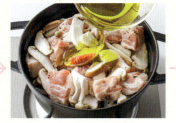

厚手の鍋に材料すべてを入れてAを加え、ふたをして中火で10分ほど煮る。

8 煮上がり

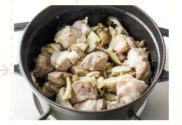

全体がしんなりとすれば、OK。味をみて塩、こしょう各少々（分量外）をふる。

食材チェンジ ［豚肉］
▶鶏胸肉…大2枚（600g）
▶鶏ささ身…10本（600g）

6 炒める

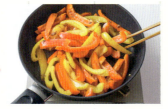

フライパンにオリーブ油を中火で熱し、パプリカ、アンチョビを入れて炒める。全体に油が回ったら、塩、こしょうをふる。

4 ゆでる

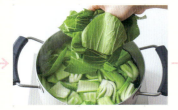

鍋に塩少々（分量外）、青梗菜の茎、葉の順に入れ、1分ほどゆでる。水にとって冷まし、水けを絞ってボウルに入れる。

7 調味する

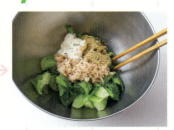

ボウルに缶汁をきったツナ、Bを入れて全体を混ぜる。

食材チェンジ ［青梗菜］
▶小松菜…小2束（400g）
▶ほうれん草…小2束（400g）

［ばっちり］
糖質オフセット No.5

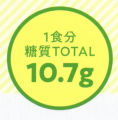

1食分
糖質TOTAL
10.7g

週末におすすめの<u>おしゃれな洋風セット</u>。

フォーク、ナイフ、スプーンをセットしてゆったり食べて。

ワインもよく合います。

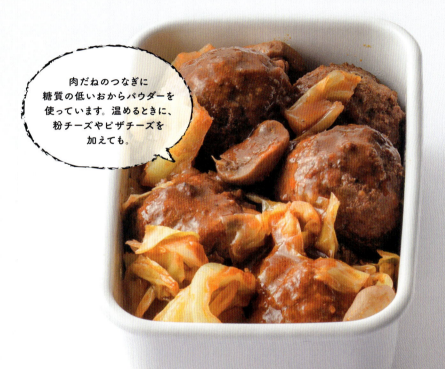

> 肉だねのつなぎに
> 糖質の低いおからパウダーを
> 使っています。温めるときに、
> 粉チーズやピザチーズを
> 加えても。

糖質
6.4g

トマト

ミートボールと
キャベツのトマト煮

献立アドバイス

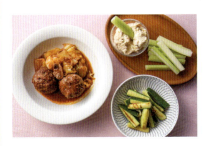

ディプの野菜はたっぷりとっていいので、セロリだけでなくパプリカや大根、ブロッコリーなどを加えてもいいですね。

棒状に切って、歯ごたえと味のなじみをよくします。赤唐辛子をピリリときかせて。

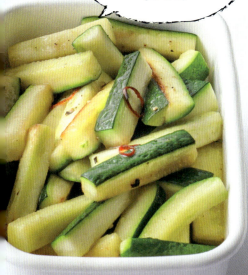

ぜひ覚えて欲しい、混ぜるだけで高級な味になるディップ。セロリでディップをすくう「ワンアクション」がダイエットを充実させます。

糖質 1.1g　オリーブ油塩
ズッキーニの塩きんぴら

糖質 3.2g　チーズ
サーモンクリームチーズディップ

[ばっちり]糖質オフセット No.5

ミートボールとキャベツのトマト煮

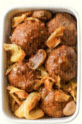

冷蔵3〜4日

材料(4食分) **404kcal**

- 合いびき肉 …… 500g
- キャベツ …… 小 1/4 個(200g)
- マッシュルーム …… 10 個(100g)
- にんにく …… 1 かけ
- 塩、こしょう …… 各少々
- A ┌ 溶き卵 …… 1 個分
  └ おからパウダー …… 大さじ 4
- ローリエ …… 1 枚
- B ┌ トマトピューレ …… 1/2 カップ
  │ 赤ワイン …… 1 カップ
  │ コンソメ(顆粒) …… 小さじ 1
  │ 塩 …… 小さじ 1
  └ こしょう …… 少々

ズッキーニの塩きんぴら

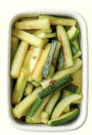

冷蔵3〜4日

材料(4食分) **38kcal**

- ズッキーニ …… 3 本(450g)
- 赤唐辛子の小口切り …… ひとつまみ
- オリーブ油 …… 大さじ 1
- 塩 …… 小さじ 2/3

サーモンクリームチーズディップ

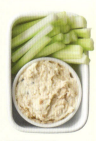

冷蔵3〜4日

材料(4食分) **177kcal**

- セロリ …… 2 本(200g)
- クリームチーズ …… 100g
- 鮭の水煮(缶詰) …… 1 缶(90g)
- C ┌ マスタード …… 小さじ 1/2
  │ 塩 …… 小さじ 1/2
  └ こしょう …… 少々

作り方

1 材料を切る

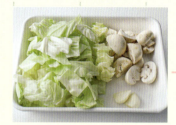

キャベツは3〜4cm四方に切り、マッシュルーム、にんにくは縦半分に切って鍋に入れる。

2 ズッキーニを切る

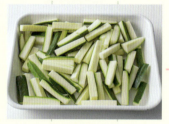

ズッキーニは1cm角の棒状に切る。

3 セロリを切る

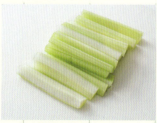

セロリは筋を取り除き、10cm長さの棒状に切る。ボウルにクリームチーズを入れ、室温に出しておく。

4 たねを作る

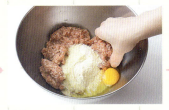

ボウルにひき肉を入れて練り、塩、こしょうを加えて混ぜる。Aを加えてさらに混ぜ、8等分のだんご状にまとめる。

5 煮る

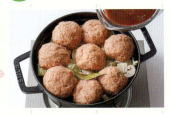

鍋に肉だんごを加え、ローリエをのせて混ぜたBを加える。ふたをして中火で10分ほど煮る。味をみて塩、こしょう各少々（分量外）を加える。

6 炒める

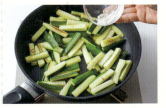

フライパンにオリーブ油を中火で熱し、ズッキーニ、赤唐辛子を入れて炒める。全体に油が回ったら、塩を加えて調味する。

食材チェンジ
［ズッキーニ］
▶パプリカ
　…3と1/2個
　　（420g）
▶青梗菜
　…小4と
　　1/2株（450g）

7 調味する

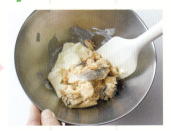

ボウルに缶汁をきった鮭、Cを加えて全体を混ぜる。

［ばっちり］
糖質オフセット No.6

1食分
糖質TOTAL
6.8g

糖質
2.7g

「納豆といえば白飯」が定番ですが炒めものにするとおいしいんです。豆腐ステーキにのせて食べても。

もやしと豆苗を同時にゆでるだけだから簡単。ハムはツナに変えたり、なくてもOKです。

糖質
2.1g

豆腐でとろみをつけた濃厚な食べるスープ。粗びき黒こしょうをふるとパンチが出ます。

糖質
2.0g

ひき肉と納豆の中華炒め

`ごま油しょうゆ`

材料(4食分) **264kcal**

- 豚ひき肉 …… 300g
- 納豆 …… 3パック(120g)
- 生しいたけ …… 1パック(6・枚100g)
- こんにゃく* …… 1枚(150g)
- 長ねぎ …… 1/3本(30g)
- ごま油 …… 大さじ1
- A ┌ 塩 …… 小さじ1
  │ こしょう …… 少々
  └ しょうゆ …… 小さじ2

*アク抜き済みのもの。

`冷蔵3〜4日`

作り方

3 材料を切る
しいたけは軸を切り落とし、こんにゃくとともに1cm角に切る。長ねぎはみじん切りにする。

6 炒める
フライパンにこんにゃくを入れ、中火で炒る。ごま油、ひき肉、長ねぎ、納豆、しいたけの順に加えて炒め、Aを加えてからめる。

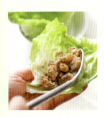

レタスなどの葉野菜にくるんで食べれば、ご飯の物足りなさをカバーできます。

もやしと豆苗のマヨサラダ

`マヨネーズ`

材料(4食分) **103kcal**

- もやし …… 2袋(400g)
- 豆苗 …… 1袋(100g)
- ロースハム …… 5〜6枚(80g)
- B ┌ マヨネーズ …… 大さじ2
  │ レモン汁 …… 小さじ1
  └ 塩 …… 小さじ2/3

`冷蔵3〜4日`

2 材料を切る
もやしは水洗いをし、水けをきる。豆苗は長さを半分に切る。ハムは半分に切って細切りにする。鍋に多めの湯を沸かし始める。

4 ゆでる
鍋にもやし、豆苗を入れ、1分ほどゆでる。ざるに上げて水けをきり、粗熱を取る。

8 調味する
もやし、豆苗の水けを絞ってボウルに入れ、ハム、混ぜたBを加えて全体を混ぜる。

ほうれん草の和風ポタージュ

`だし塩`

材料(4食分) **57kcal**

- ほうれん草 …… 小1束(200g)
- 長ねぎ …… 1本(100g)
- 絹ごし豆腐 …… 1/2丁(150g)
- 塩 …… 小さじ2/3
- だし汁 …… 3カップ
- バター …… 10g

`冷蔵3〜4日`

1 材料を切る
ほうれん草は4〜5cm長さに切り、冷水に3分ほどさらす。長ねぎは1〜2cm幅の斜め切りにする。

5 蒸し煮にする
鍋に軽く水けをきったほうれん草、長ねぎを入れて塩をふり、ふたをして中火で3分ほど蒸し煮にする。

7 仕上げる
ミキサーにほうれん草、長ねぎ、豆腐、だし汁を入れ、なめらかになるまでかくはんする。鍋に戻してバターを加えて中火にかけ、温める。味をみて塩少々(分量外)を加える。

［ばっちり］
糖質オフセット No.7

1食分
糖質TOTAL
9.4g

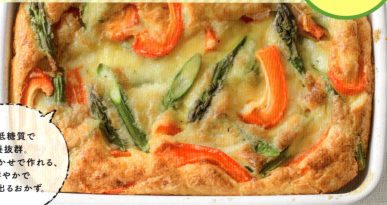

糖質
3.3g

卵は低糖質で
栄養抜群。
オーブンまかせで作れる、
色鮮やかで
元気が出るおかず。

ピリリと辛みが
きいていてあとを
引きます。葉野菜に
包んだりかけたりして
食べて。

糖質
1.6g

さまざまな健康効果の
ある酢。苦手な人も
カレー味なら食べやすい
です。味がなじむほど
おいしくなります。

糖質
4.5g

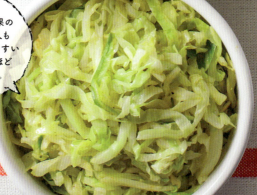

チーズ

カラフル オープンオムレツ

材料（4食分） **437kcal**

- 卵 …………………………… 8個
- パプリカ（赤） ……… 1/2個（60g）
- グリーンアスパラガス
  …………………………… 4本（80g）
- A ┌ 生クリーム …………… 1カップ
    │ 粉チーズ ……………… 大さじ4
    │ 塩 …………………… 小さじ1
    └ こしょう ………………… 少々
- バター …………………………… 適量

冷蔵3〜4日

作り方

4 材料を切り、卵を溶く

オーブンを180℃に温め始める。パプリカは横半分に切ってから縦に1cm幅に切る。アスパラガスは3cm幅の斜め切りにする。ボウルに卵を溶きほぐし、Aを加えて混ぜる。

5 焼く

耐熱容器（あればホーロー製の容器）にバター適量（分量外）をぬって卵液を流し、パプリカ、アスパラガスを加える。180℃のオーブンで20分ほど焼く。途中、焦げそうになったらアルミホイルをかぶせる。食べる分を切り分ける。

ピリ辛塩

エリンギと鶏ひき肉 のピリ辛炒め

材料（4食分） **123kcal**

- エリンギ ……………… 2パック（200g）
- 鶏ひき肉 ………………………… 200g
- 赤唐辛子の小口切り
  ……………………………… ひとつまみ
- オリーブ油 ……………………… 大さじ1
- B ┌ 塩 …………………… 小さじ2/3
    └ こしょう ………………… 少々

冷蔵3〜4日

2 エリンギを裂く

エリンギはあれば石づきを取り除き、縦に細く裂く。

6 炒める

フライパンにオリーブ油を中火で熱し、ひき肉を入れて炒める。ひき肉の色がかわったらエリンギを加えて炒め合わせる。全体に油が回ったら、赤唐辛子、Bを加えて調味する。

カレー酢

キャベツの カレーコールスロー

材料（4食分） **88kcal**

- キャベツ ……………… 1/2個（500g）
- C ┌ 白ワインビネガー（または酢）、
    │   オリーブ油 …… 各大さじ2
    │ カレー粉、塩 …… 各小さじ1
    └ こしょう ………………… 少々

冷蔵3〜4日

1 湯を沸かす

鍋に多めの湯を沸かし始める。キャベツは5mm幅の細切りにする。

3 キャベツをゆでる

鍋にキャベツを入れてさっとゆでる。ざるに上げて水けをきり、粗熱を取る。

7 調味する

キャベツの水けを絞ってボウルに入れ、混ぜたCを加えて全体を混ぜる。

[ばっちり]
糖質オフセット No.8

1食分
糖質TOTAL
15.0g

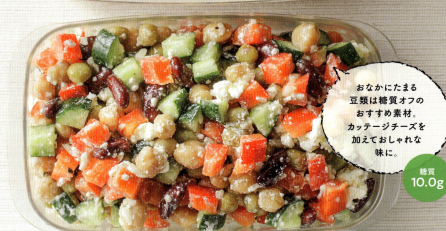

糖質 1.6g
低糖質のおから
パウダーを使えば、
ダイエット中だって
から揚げも
食べられます！

糖質 10.0g
おなかにたまる
豆類は糖質オフの
おすすめ素材。
カッテージチーズを
加えておしゃれな
味に。

糖質 3.4g
生クリームは低糖質。
濃厚なスープだから、
きちんと満足感が
あります。

にんにく塩
鶏肉の塩から揚げ

材料(4食分)　　**384kcal**

鶏胸肉(皮なし) … 2枚(600g)
A ┌ にんにくのすりおろし
　│　　　　　　　　… 小さじ1/2
　│ 塩 … 小さじ1
　└ こしょう … 少々
おからパウダー … 大さじ6
揚げ油 … 適量

冷蔵3〜4日

チーズ
ミックスビーンズのデリサラダ

材料(4食分)　　**130kcal**

ミックスビーンズ(水煮) … 200g
きゅうり … 1本(100g)
パプリカ(赤) … 1/2個(60g)
玉ねぎ … 1/4個(40g)
カッテージチーズ … 50g
塩 … 小さじ1
B ┌ オリーブ油 … 大さじ2
　│ レモン汁 … 大さじ1
　└ こしょう … 少々

冷蔵3〜4日

クリーム
小松菜のポタージュスープ

材料(4食分)　　**352kcal**

小松菜 … 大1束(300g)
長ねぎ … 1本(100g)
バター … 10g
白ワイン … 1/4カップ
C ┌ 水 … 2カップ
　└ コンソメ(顆粒) … 小さじ1
生クリーム … 1カップ
D ┌ 塩 … 小さじ1
　└ こしょう … 少々

冷蔵3〜4日

作り方

1 下味をつける
鶏肉は3〜4cm四方に切ってボウルに入れ、Aを加えてよくもみ込む。

2 材料を切る
きゅうりは4つ割りにしてから1cm幅に切る。パプリカは1cm四方に切る。玉ねぎはみじん切りにする。ボウルにきゅうり、パプリカ、玉ねぎを入れて塩をふり、大きく混ぜる。

3 材料を切る
小松菜は4〜5cm長さに切る。長ねぎは1〜2cm幅の斜め切りにする。

4 炒めて煮る
鍋にバター、長ねぎを入れて中火で炒め、長ねぎがしんなりとしたら、小松菜を加えて炒め合わせる。白ワインを加えて煮立て、Cを加える。再び煮立ったら弱火にし、ふたをして3分ほど煮る。

5 調味する
きゅうり、パプリカ、玉ねぎの水けを絞り、別のボウルに入れる。ミックスビーンズ、カッテージチーズ、Bを加えて混ぜる。味をみて塩少々(分量外)を加える。

6 仕上げる
鍋に生クリームを加え、ミキサーに入れてなめらかになるまでかくはんする。鍋に戻してDを加え、調味する。

7 揚げる
鶏肉におからパウダーをまぶしつける。揚げ油を低温(160℃)に熱して鶏肉を入れ、徐々に温度を上げながら、かりとするまで揚げる。取り出して油をきる。

［ばっちり］
糖質オフセット No.9

1食分
糖質TOTAL
9.6g

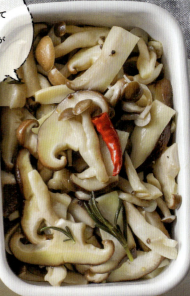

糖質
2.2g

鍋に材料を入れて
3分煮るだけ！
にんにくの風味が
きいています。

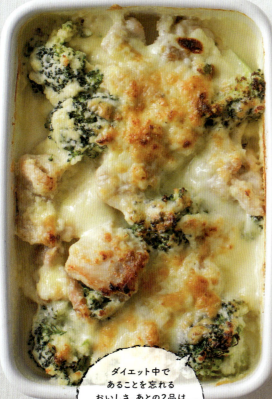

ダイエット中で
あることを忘れる
おいしさ。あとの2品は
超簡単なので
これだけ頑張って
作って！

糖質
3.5g

袋に入れて
もむだけです。
セロリの葉も栄養
たっぷりなので余すこと
なく使います。

糖質
3.9g

チキンとブロッコリーのグラタン

 クリーム

材料（4食分）　　　**615kcal**

鶏もも肉	小2枚（400g）
ブロッコリー	1株（200g）
バター	40g
A ┌ コンソメ（顆粒）	小さじ1
｜ 塩	小さじ1
｜ こしょう	少々
｜ おからパウダー	30g
｜ 生クリーム	1カップ
└ 牛乳	1/4カップ
ピザ用チーズ	80g

冷蔵3〜4日

きのこのオイル蒸し

 オリーブ油塩

材料（4食分）　　　**82kcal**

エリンギ	1パック（100g）
生しいたけ	1パック（6枚・100g）
しめじ	1パック（100g）
にんにく	1かけ
赤唐辛子	1本
B ┌ ローズマリー（あれば・ほぐす）	2本
｜ 白ワイン	1/4カップ
｜ オリーブ油	大さじ2
｜ 塩	小さじ1
└ こしょう	少々

冷蔵3〜4日

パプリカとセロリのマリネ

 レモン塩

材料（4食分）　　　**49kcal**

パプリカ（赤、黄）	各1個（各120g）
セロリ	1本（100g）
塩	小さじ1
C ┌ レモン汁	小さじ2
｜ オリーブ油	大さじ1
└ こしょう	少々

冷蔵3〜4日

作り方

1　ホワイトソースを作る
耐熱ボウルにバターを入れ、ふんわりとラップをかぶせて電子レンジで30秒〜1分加熱する。Aを順に加え、よく混ぜる。

4　具を炒め、ソースを加えて焼く
オーブンを180℃に温め始める。ブロッコリーは小房に分け、鶏肉は一口大に切る。フライパンにバター少々（分量外）を中火で熱し、鶏肉の皮目を下にして入れ、3分焼く。返して同様に焼き、ブロッコリーを加えて炒める。フライパンにホワイトソースを加えて混ぜ、耐熱容器（あればホーロー製の容器）に入れる。ピザ用チーズを散らし、180℃のオーブンで10分ほど焼く。

3　材料を切る
エリンギはあれば石づきを取り除く。4cm長さに切り、縦に薄切りにする。しいたけは石づきを切り落とし、薄切りにする。しめじは石づきを切り落としてほぐす。にんにくは縦半分に切り、赤唐辛子は種を取り除く。厚手の鍋に材料すべてを入れる。

6　蒸し煮にする
鍋にBを加えて混ぜ、ふたをして中火にかける。煮立ったら中火のまま3分ほど蒸し煮にする。

2　塩もみをする
パプリカは一口大の乱切りにする。セロリは筋を取り除き、1cm幅の斜め切りにする。セロリの葉はざく切りにする。ジッパーつきのポリ袋にパプリカ、セロリ、セロリの葉を入れ、塩を加えてもみ、5分ほどおく。

5　調味する
袋に混ぜたCを加えて袋の上からもみ、口を閉じる。

［ばっちり］
糖質オフセット No.10

1食分
糖質TOTAL
13.4g

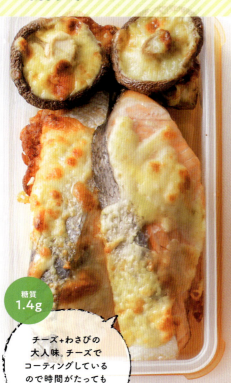

糖質
1.4g

チーズ+わさびの
大人味。チーズで
コーティングしている
ので時間がたっても
しっとりしています。

パパっと野菜を
切ってフライパンで
煮込むだけ。
野菜のうまみと栄養が
ぎゅっと詰まっています。

糖質
4.4g

ぼくぼくとした豆と
カリフラワーの食感が
クセになります。
新しい味を楽しんで。

糖質
7.6g

わさびチーズ

鮭としいたけの わさびチーズ焼き

材料(6食分)　**207kcal**

生鮭の切り身	6切れ(600g)
生しいたけ	1パック(6枚・100g)
塩	小さじ1
A ┌ 練りわさび	小さじ2
└ 牛乳	小さじ2
ピザ用チーズ	80g

冷蔵3〜4日 🎁 ❄

トマト

カポナータ

材料(6食分)　**110kcal**

ズッキーニ	1本(150g)
なす	2本(120g)
長ねぎ	1本(100g)
トマト	2個(300g)
ウインナソーセージ	6本(120g)
にんにく	1かけ
オリーブ油	大さじ1
B ┌ ローリエ	1枚
└ 白ワイン	1/4カップ
C ┌ 塩	小さじ1
└ こしょう	少々

冷蔵3〜4日 🎁 ❄

カレー酢

カリフラワーと金時豆の カレーサラダ

材料(6食分)　**85kcal**

カリフラワー	1株(400g)
金時豆(水煮)	100g
D ┌ カレー粉	小さじ1
├ オリーブ油	大さじ2
├ 塩	小さじ1
└ こしょう	少々

冷蔵3〜4日 🎁 ❄

作り方

2 しいたけを切り、鮭に塩をふる
しいたけは軸を切り落とす。鮭は両面に塩をふって10分ほどおく。

5 わさびチーズを作る
オーブンを180℃に温め始める。ボウルに**A**を入れて混ぜ、ピザ用チーズを加えてさらに混ぜる。

7 焼く
オーブン用シートを敷いた天板に鮭、しいたけを並べ、わさびチーズを鮭の表面、しいたけの傘の内側に塗る。180℃のオーブンで10分ほど焼く。

1 材料を切る
ズッキーニ、なすは1.5cm幅のいちょう切りにする。長ねぎは1.5cm幅、にんにくは半分に切る。トマトは3cm角のざく切りにする。ソーセージは1cm幅に切る。

3 炒めて煮る
鍋にオリーブ油を中火で熱し、ズッキーニ、なす、長ねぎ、にんにく、ソーセージを入れて炒める。全体がしんなりとしたら、トマト、**B**を加え、ふたをして中火のまま10分ほど煮る。

8 調味する
Cを加えて調味する。

4 加熱する
カリフラワーは小房に分ける。耐熱ボウルにカリフラワー、水けをきった金時豆を入れ、ふんわりとラップをかぶせて電子レンジで2分ほど加熱する。

6 調味する
熱いうちに混ぜた**D**を加え、全体を混ぜる。

［ばっちり］
糖質オフセット No.11

1食分
糖質TOTAL
7.1g

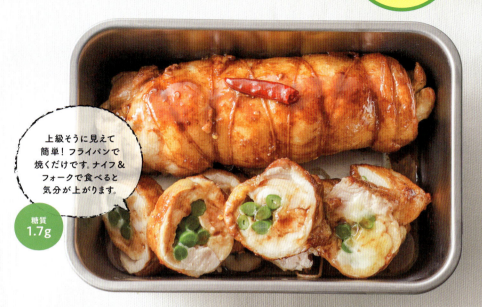

上級そうに見えて簡単！フライパンで焼くだけです。ナイフ＆フォークで食べると気分が上がります。

糖質 **1.7g**

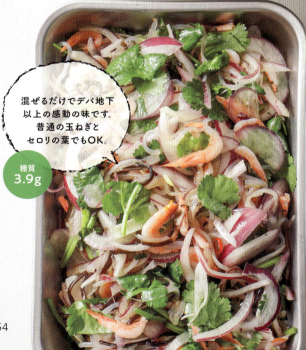

混ぜるだけでデパ地下以上の感動の味です。普通の玉ねぎとセロリの葉でもOK。

糖質 **3.9g**

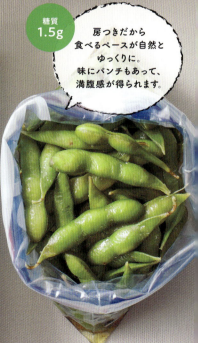

糖質 **1.5g**

房つきだから食べるペースが自然とゆっくりに。味にパンチもあって、満腹感が得られます。

鶏肉のいんげん、チーズ巻き

チーズ

材料（4食分）　**370kcal**

鶏もも肉	大2枚（600g）
さやいんげん	10本（60g）
プロセスチーズ*	50g
A ┌ 塩	小さじ1
└ こしょう	少々
サラダ油	小さじ1
B ┌ 赤唐辛子	1本
├ 赤ワイン	大さじ3
└ しょうゆ	大さじ2

*ピザ用チーズや、細く折ったスライスチーズでもよい。

冷蔵3〜4日

作り方

3 鶏肉で具を巻く

いんげんはへたを切り落とし、チーズは5mm角の棒状に切る。鶏肉は皮目をフォークで刺して穴をあけ、両面にAをふる。鶏肉の皮目とは逆側にいんげん、チーズを等分にのせて巻き、たこ糸で縛る。

7 焼く

フライパンにサラダ油を中火で熱し、鶏肉を入れて転がしながら焼く。全体に焼き色がついたらふたをして、中火のまま、ときどき転がしながら7分ほど焼く。

9 調味する

Bを加え、転がしながら煮からめる。

しらたきのエスニック風サラダ

ナンプラー

材料（4食分）　**61kcal**

しらたき	1袋（200g）
紫玉ねぎ	1個（150g）
香菜	30g
桜えび（釜上げ・乾燥10gでも）	40g
塩昆布	15g
C ┌ 赤唐辛子の小口切り	ひとつまみ
├ レモン汁	大さじ1/2
├ ナンプラー、ごま油	各大さじ1
└ こしょう	少々

冷蔵4〜5日

2 材料を切る

鍋に多めの湯を沸かし始める。紫玉ねぎは縦半分に切ってから縦に薄切りにする。香菜は2cm幅に切る。しらたきは4〜5cm長さに切る。

5 しらたきをゆでる

鍋にしらたきを入れて2分ほどゆで、ざるに上げて水けをきる。

8 調味する

ボウルに紫玉ねぎ、香菜、しらたき、桜えび、塩昆布を入れ、混ぜたCを加えて全体を混ぜる。

枝豆の香り漬け

ごま油しょうゆ

材料（4食分）　**76kcal**

枝豆	さやつきで250g
しょうが、にんにく	各1かけ
D ┌ 赤唐辛子	1本
├ ごま油	大さじ1
└ しょうゆ	大さじ1/2

冷蔵3〜4日

1 材料を切る

鍋に多めの湯を沸かし始める。しょうが、にんにくは薄切りにする。

4 枝豆をゆでる

鍋に塩少々（分量外）、枝豆を入れ、4〜5分ゆでる。

6 調味する

ざるに上げて水けをきり、ジッパーつきの耐熱の保存袋に入れ、熱いうちにしょうが、にんにく、Dを加え、冷まして口を閉じる。ときどき袋の上下を返す。ひと晩おくとおいしい。

食材チェンジ

[枝豆]
▶ 冷凍枝豆…さやつきで250g
袋の表示通りに解凍し、漬け汁につける。

［ばっちり］
糖質オフセット No.12

1食分
糖質TOTAL
6.9g

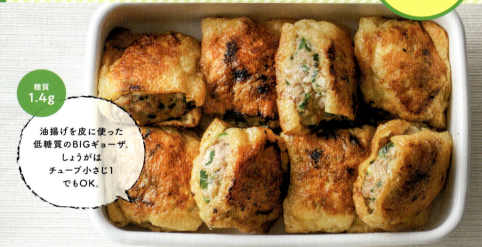

糖質
1.4g

油揚げを皮に使った低糖質のBIGギョーザ。しょうがはチューブ小さじ1でもOK。

糖質
4.4g

豆もやしは噛みごたえがあって満足感が得られます。ゆずこしょうはチューブタイプがお手頃。

糖質
1.1g

オクラが片栗粉のようなとろみをつけてくれます。はじめに温かいスープをゆっくり味わって。

豚ひき肉の油揚げギョーザ

辛子じょうゆ

材料（4食分）	294kcal
豚ひき肉	400g
油揚げ	4枚（約70g）
にら	1/2束（50g）
長ねぎ	1/2本（50g）
しょうが	1かけ
A 塩	小さじ1/2
こしょう	少々

冷蔵3～4日

作り方

3 材料を切る

にらは5mm幅に切る。長ねぎ、しょうがはみじん切りにする。油揚げは長さを半分に切り、1辺に切り込みを入れて開く。

7 油揚げにたねを詰める

ボウルにひき肉を入れて練り、にら、長ねぎ、しょうが、Aを加えてさらに混ぜ、たねを作る。油揚げにたねを等分に入れて包む。

8 焼く

フライパンを中火で熱し、油揚げを入れて両面を焼く。弱火にし、ふたをしてさらに3分ほど焼く。辛子を混ぜたしょうゆにつける。

豆もやしとちくわのゆずこしょうあえ

ゆずこしょう

材料（4食分）	103kcal
豆もやし	2袋（400g）
ちくわ	4本（120g）
B ゆずこしょう	小さじ1/2～1
しょうゆ	小さじ2
ごま油	大さじ1

冷蔵3～4日

1 ちくわを切り、豆もやしをゆでる

鍋に多めの湯を沸かし始める。ちくわは5mm幅の輪切りにする。豆もやしは水洗いをし、水けをきる。鍋に豆もやしを入れて1分ほどゆで、ざるに上げて水けをきり、粗熱を取る。

5 調味する

豆もやしの水けを絞ってボウルに入れ、混ぜたBを加えて全体を混ぜる。ちくわを加えてさっと混ぜる。

食材チェンジ
[豆もやし]
▶もやし…2袋（400g）
[ちくわ]
▶かまぼこ…100g

オクラと卵のスープ

みそ

材料（4食分）	55kcal
オクラ	1袋（8～10本・70g）
卵	2個
生しいたけ	4枚（60g）
だし汁	4カップ
C みそ	小さじ2
塩	小さじ1

冷蔵3～4日

2 材料を切る

オクラは薄い小口切り、しいたけは軸を切り落として薄切りにする。

4 煮る

鍋にだし汁を入れて中火にかけ、煮立ったらオクラ、しいたけを加えて弱火で3分ほど煮る。

6 仕上げる

ボウルに卵を溶きほぐす。鍋にCを加えて調味し、溶き卵を円を描くように加え、卵に火を通す。

食材チェンジ
[生しいたけ]
▶しめじ…1/2袋（50g）
▶えのきだけ…1/2束（50g）

［ばっちり］
糖質オフセット No.13

1食分 糖質TOTAL 5.3g

糖質 3.9g

ダイエットの定番メニュー。梅肉＋青じそのさわやかなソースで。おなかいっぱい食べて大丈夫！

糖質 0.8g

材料を切って煮るだけ。食べるときに粉チーズをふるのもおすすめです。

糖質 0.6g

いかは自然と咀しゃく回数が増えます。セロリの風味で奥ゆきのある味に。

豚しゃぶ 梅じそソース

材料（4食分）　**508kcal**

豚しゃぶしゃぶ用ロース(薄切り肉)	
	600g
もやし	2袋(400g)
梅干し	2個
青じそ	20枚
A［ごま油、しょうゆ	各大さじ3

冷蔵3〜4日

作り方

1 湯を沸かす
鍋2個にそれぞれ多めの湯を沸かし始める。もやしは水洗いをし、ざるに上げて水けをきる。

3 梅じそソースを作る
青じそはみじん切りにする。梅干しは種を取り除いて細かくたたく。ボウルに青じそ、梅肉、Aを入れて混ぜ、別の容器に入れる。

4 豚肉、もやしをゆでる
鍋の湯が温まったら（約70℃）、豚肉を数枚ずつ入れて色が変わるまでゆでる。冷水にとって冷まし、ざるに上げて水けをきる。鍋の湯が沸騰したら、もやしを入れて1分ほどゆでる。ざるに上げて水けをきり、粗熱を取って水けを絞る。

いかとセロリの ビネガー炒め

材料（4食分）　**98kcal**

するめいか	大1杯(300g*)
セロリ	1本(100g)
オリーブ油	大さじ1
B［白ワインビネガー（または酢）	大さじ1
塩	小さじ1
こしょう	少々

* 正味の分量。
さばく前は400gのものを準備する。

冷蔵3〜4日

5 セロリ、いかを切る
セロリは筋を取り除き、一口大の乱切りにする。いかの胴は1cm幅の輪切りにし、足は食べやすく切り分ける。

7 炒める
フライパンにオリーブ油を中火で熱し、セロリ、いかを入れて炒める。いかの色がかわったら、Bを加えて調味する。

ブロッコリーと ベーコンのスープ

材料（4食分）　**88kcal**

ブロッコリー	1株(200g)
ベーコン	3枚(60g)
水	6カップ
コンソメ（顆粒）	小さじ2
C［カレー粉	小さじ1
塩	小さじ1
こしょう	少々

冷蔵3〜4日

2 材料を切る
ブロッコリーは小房に分け、大きなものは縦半分に切る。ベーコンは1cm幅に切る。

6 煮る
鍋に分量の水を入れて中火にかけ、沸騰したらブロッコリー、ベーコン、コンソメを加えて弱火で3分ほど煮る。

8 調味する
Cを加えて調味する。

［ばっちり］
糖質オフセット No.14

1食分 糖質TOTAL 9.2g

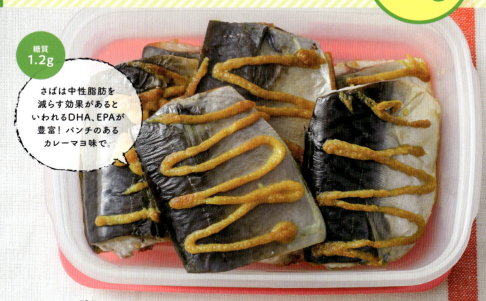

糖質 1.2g
さばは中性脂肪を減らす効果があるといわれるDHA、EPAが豊富！ パンチのあるカレーマヨ味で。

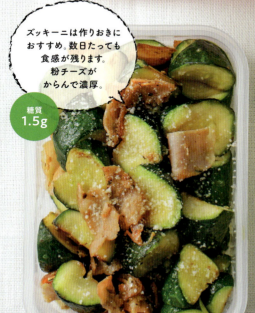

ズッキーニは作りおきにおすすめ。数日たっても食感が残ります。粉チーズがからんで濃厚。

糖質 1.5g

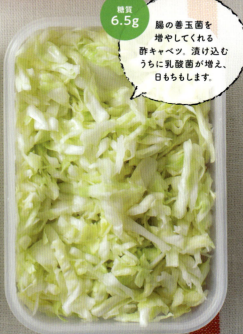

糖質 6.5g
腸の善玉菌を増やしてくれる酢キャベツ。漬け込むうちに乳酸菌が増え、日もちもします。

| カレーマヨ | 塩チーズ | フレンチドレ |

さばの
カレーマヨ焼き

材料（4食分）　　**267kcal**

さば（三枚おろし）
　……………………2尾分（800g）
塩………………………小さじ1
A ┌ にんにくのすりおろし
　│　…………………小さじ1
　│ カレー粉…………小さじ1
　└ マヨネーズ………大さじ4

冷蔵3〜4日

ズッキーニと
ハムのチーズ炒め

材料（4食分）　　**92kcal**

ズッキーニ…………3本（450g）
ロースハム…………6枚（80g）
オリーブ油……………大さじ1
B ┌ 粉チーズ…………大さじ2
　│ 塩………………小さじ2/3
　└ こしょう……………少々

冷蔵3〜4日

酢キャベツ

材料（4食分）　　**56kcal**

キャベツ……………小1個（450g）
塩…………………小さじ1と1/2
白ワインビネガー（または酢）
　………………………大さじ3
オリーブ油……………大さじ1

冷蔵3〜4日

作り方

1 さばに塩をふる
さばは半分に切り、塩をふって10分ほどおく。オーブンを180℃に温め始める。

4 焼く
さばは水けをふき、皮めを上にしてオーブン用シートを敷いた天板に並べる。ボウルにAを入れて混ぜ、さばに等分にかける。180℃のオーブンで10分ほど焼く。

3 材料を切る
ズッキーニは一口大の乱切りにする。ハムは半分に切ってから2cm幅に切る。

5 炒める
フライパンにオリーブ油を中火で熱し、ズッキーニ、ハムを入れて炒める。全体に油が回ったら、Bを加えて手早くからめる。

2 キャベツを塩もみする
キャベツは5mm幅の細切りにしてポリ袋に入れ、塩をふって袋の上からもみ、5分ほどおく。

6 酢、オリーブ油を加える
キャベツの水けを絞って容器に入れ、白ワインビネガーを注いでオリーブ油を加える。

食材チェンジ
[ズッキーニ]
▶セロリ
　…4と1/2本（450g）
▶なす…5本（450g）

［ばっちり］
糖質オフセット No.15

1食分
糖質TOTAL
7.4g

糖質
1.3g

骨つき肉は食べるのに
時間がかかり、
早食いを防ぎます。
うまみたっぷりの
スープごと味わって。

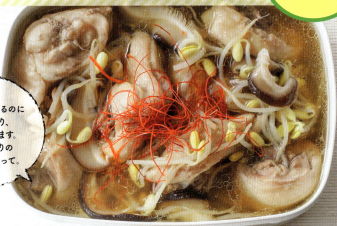

糖質
3.6g

キムチは発酵食品。
乳酸菌と
食物繊維が豊富です。
食べるときに、
もみのりを加えても。

糖質
2.5g

水分が加わることで
ネバネバになる納豆昆布。
フコイダンという
栄養成分が含まれ、
ダイエットに
おすすめ！

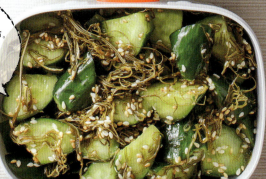

塩

鶏肉と豆もやしのサンゲタン風

材料（4食分） **194kcal**

鶏骨つきぶつ切り肉	骨つきで600g
豆もやし	1袋（200g）
生しいたけ	1パック（6枚・100g）
しょうが、にんにく	各1かけ
水	約2ℓ
A ┌ 塩	小さじ1
├ こしょう	少々
└ しょうゆ	小さじ2
糸唐辛子（あれば）	適量

冷蔵3〜4日

キムチ

ピーマンとたこのキムチ炒め

材料（4食分） **106kcal**

ピーマン	10個（300g）
ゆでだこの足	200g
白菜キムチ	100g
ごま油	大さじ1
B ┌ しょうゆ	小さじ1
└ 塩	少々

冷蔵3〜4日

酢じょうゆ

きゅうりと納豆昆布のねばねばあえ

材料（4食分） **36kcal**

きゅうり	4本（400g）
納豆昆布	15g
塩	小さじ1/2
C ┌ 白いりごま	大さじ1
├ 酢	大さじ1
└ しょうゆ	小さじ1

冷蔵3〜4日

作り方

1 材料を切る
しいたけは軸を切り落とし、薄切りにする。しょうが、にんにくは薄切りにする。豆もやしは水洗いをし、水けをきる。

2 煮る
鍋に鶏肉、しいたけ、しょうが、にんにくを入れ、分量の水を加えて中火にかける。煮立ったら弱火にし、ふたをして25分ほど煮る。

7 豆もやしを加える
鍋に豆もやしを加えてさっと煮、Aを加えて調味する。容器に入れ、糸唐辛子をのせる。

4 材料を切る
ピーマンは縦半分に切り、縦に細切りにする。たこは一口大のそぎ切りにする。キムチは2〜3cm幅に切る。

6 炒める
フライパンにごま油を中火で熱し、ピーマン、たこ、キムチを入れて炒める。全体に油が回ったら、Bを加えて調味する。

3 塩もみをする
きゅうりは一口大の乱切りにしてポリ袋に入れ、塩をふる。袋の上から軽くもみ、5分ほどおく。

5 調味する
ポリ袋に納豆昆布、Cを入れて混ぜる。

[ばっちり] 糖質オフ

朝食なに食べる？

朝食でもしっかりエネルギーと栄養をとりましょう。作りおきのセットを食べるのがおすすめですが、忙しい朝に一品でも満足する簡単メニューも紹介します。

豆腐のチーズステーキ

1人分糖質 **1.0g**

木綿豆腐だから食べごたえがあります。オリーブ油で焼くだけ。

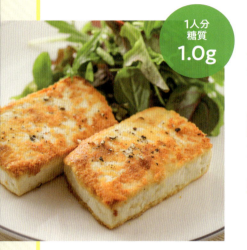

材料（2人分）　123kcal

木綿豆腐	1/2丁（150g）
粉チーズ	大さじ1と1/2
塩	少々
オリーブ油	小さじ2
粗びき黒こしょう	少々
ベビーリーフ	適量

1. 豆腐はペーパータオルに包んでしっかりと水きりをし、4等分に切る。塩をふり、粉チーズを両面にまぶす。
2. フライパンにオリーブ油を熱し、1を入れて両面を色よく焼く。粗びき黒こしょうをふり、ベビーリーフを添える。

油揚げのピザトースト

1人分糖質 **3.5g**

食パンの代わりに、油揚げをベースにしたピザ。具をパッとのせて焼くだけです。

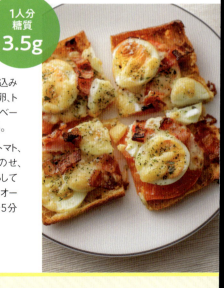

材料（2人分）　299kcal

油揚げ	2枚（35g）
ゆで卵	2個
ベーコン	2枚（40g）
トマト	1個（150g）
ピザ用チーズ	30g
塩、こしょう	各少々
パセリ（乾燥）のみじん切り	少々

1. 油揚げは3辺に切り込みを入れて開く。ゆで卵、トマトは薄い輪切り、ベーコンは1cm幅に切る。
2. 油揚げにゆで卵、トマト、ベーコンを等分にのせ、ピザ用チーズを散らして塩、こしょうをふる。オーブントースターで4〜5分焼き、パセリをふる。

ゆで卵のさば缶のせ

さば缶とゆで卵は糖質オフダイエットのお助け食材。
ストックしておくと重宝します。

1人分糖質 0.7g

材料（2人分） **182kcal**

- ゆで卵 ………………………… 2個
- さばの水煮（缶詰）………… 40g
- ゆでブロッコリー …………… 6房
- A ┌ 塩、粗びき黒こしょう …… 各少々
  └ オリーブ油 ………………… 小さじ2

1. ゆで卵は殻をむいて縦半分に切る。切り口を上にし、さばの水煮を等分にのせる。
2. 1にAを等分にふり、ブロッコリーを添える。

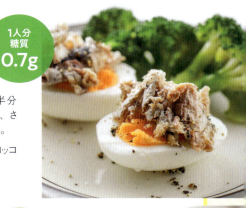

アボカドエッグ

低糖質食材のアボカド＋卵＋チーズの組み合わせ。
グラタンのように濃厚で満足感があります。

1人分糖質 1.0g

材料（2人分） **245kcal**

- アボカド ……………… 1個（140g）
- 卵 ……………………………… 2個
- ピザ用チーズ ………………… 20g
- 塩 ……………………………… 少々
- 粗びき黒こしょう ……………… 少々

1. アボカドは縦半分に切って種を取り除き、皮をむく。1切れずつ耐熱容器に入れる。
2. 1に卵を割り入れ、塩をふってピザ用チーズを等分にのせる。オーブントースターで4〜5分焼き、粗びき黒こしょうをふる。

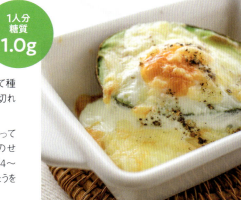

オールブランのせヨーグルト

ヨーグルトはプレーンタイプを。
甘みはブルーベリーでつけます。
冷凍ブルーベリーをストックしておくと便利です。

1人分糖質 17.2g

材料（2人分） **210kcal**

- プレーンヨーグルト ………… 200g
- A ┌ オールブラン ……………… 40g
  │ ブルーベリー ……………… 40g
  └ むきくるみ ………………… 20g

器2個にヨーグルトを盛り、Aを等分にのせる。

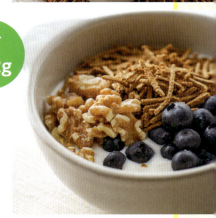

［ばっちり］糖質オフ

昼食 なに食べる？

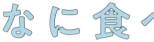

外食やコンビニ食という人が多く、糖質コントロールが崩れがちです。選び方に注意してダイエット生活を無理なく続けましょう。

詰めるだけお弁当

1人分糖質 9.4g

いちばんのおすすめは、もちろん手作りのお弁当。冷蔵庫にある作りおきセットをお弁当箱に詰めるだけです。

たとえば（P46〜47）
- カラフルオープンオムレツ
- エリンギと鶏ひき肉のピリ辛炒め
- キャベツのカレーコールスロー

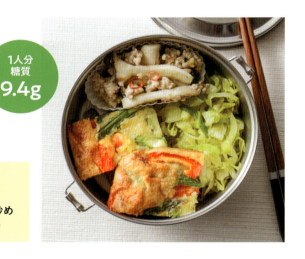

外食セレクト

単品おかずを組み合わせて注文します。回転ずしなど炭水化物がメインの店は控えて。

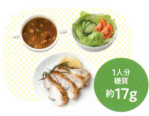

1人分糖質 約17g

チキンソテー＋ミネストローネ＋サラダ

肉料理は衣がついていないもの、甘いソースがかかっていないものを選びます。サラダはシンプルなフレンチドレッシングを選んで。

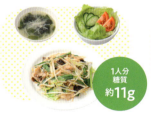

1人分糖質 約11g

肉野菜炒め＋中華スープ＋サラダ

中華料理店なら肉と野菜の炒めものを注文して。にらレバや豚肉ともやし炒めもOKですが、酢豚や回鍋肉は糖質が多いのでNG。

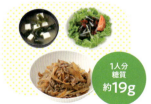

1人分糖質 約19g

牛皿＋みそ汁＋サラダ

牛丼店では、この組み合わせ。豚皿でもOK。冷ややっこを追加するのも大丈夫です。

コンビニセレクト

成分表示を必ず見るクセをつけて。糖質と記載がない場合は、炭水化物−食物繊維が糖質量なので、炭水化物の量が多くないものを選ぶこと。

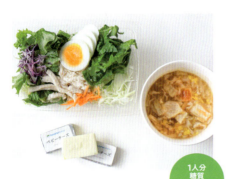

1人分糖質約13g

- ゆで卵と蒸し鶏のサラダ
- 糖質0麺スープ
- チーズ3個

サラダは葉野菜中心のものを選び、根菜やいも類のサラダは避けて。糖質0食品を利用するのも手です。

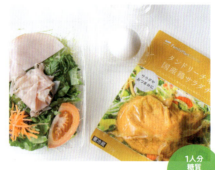

1人分糖質約10g

- サラダチキン
- ゆで卵
- サラダ

低糖質のサラダチキンは味のバリエーションがあるので、好みのものを。サラダのドレッシングは、糖質が少ないものを選んで。

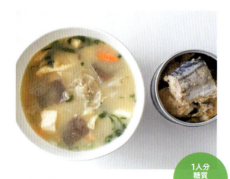

1人分糖質約10g

- さば缶
- 具だくさん豚汁

さば缶でたんぱく質、豚汁で食物繊維やビタミンをとります。もう少し食べたいときは、サラダを。

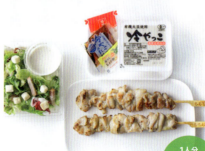

1人分糖質約12g

- 塩焼きとり
- 冷ややっこ
- シーザーサラダ

糖質0の鶏肉は、大きな串2本分を食べてもOK。ただし、甘いたれはNGです。

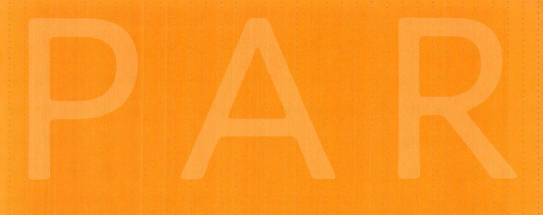

PART.2
［ゆる］糖質オフ ダイエット

☑ 1食の糖質量 …………………… **40g以内**
　　　　　　　　　　　　　　　［ セットのトータル糖質量に余裕がある場合は、
　　　　　　　　　　　　　　　　 範囲内で食事や間食を増やしてもよい ］

☑ 主食 ………………………………… **適量をとる**

☑ 1日の間食の糖質量 ………… **10g以内**

ストレスなく長く続けたい人におすすめのコース。
主食の量をきちんと守るのが成功のポイントです。
理想の体重になったあとも、長く活用できます。

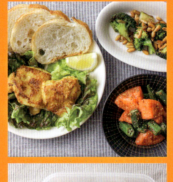
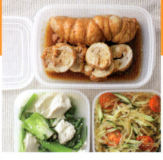

［ゆる］
糖質オフセット No.1

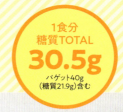

1食分
糖質TOTAL
30.5g
バゲット40g
（糖質21.9g)含む

お得な牛ももブロックを見つけたら
迷わず作ってほしいローストビーフ。
パンと相性のよいセットです。

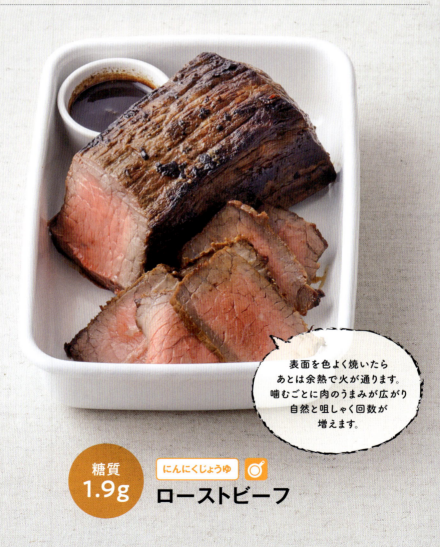

表面を色よく焼いたら
あとは余熱で火が通ります。
噛むごとに肉のうまみが広がり
自然と咀しゃく回数が
増えます。

糖質
1.9g

にんにくじょうゆ

ローストビーフ

献立アドバイス

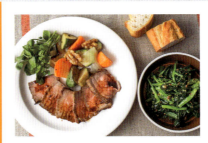

ローストビーフの
つけ合わせに
クレソンを。
巻いて食べると
充実度がアップします。
バゲットは40gに。

野菜を一口大に
ざっと切ったらホイルに
包んで、魚焼きグリルに
おまかせ。

青菜のレパートリーが増えると
食卓がマンネリになりません。
粒マスタードの酸味が
お肉にも合います。

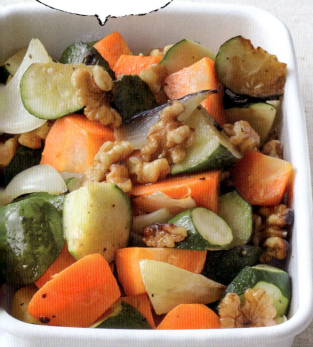

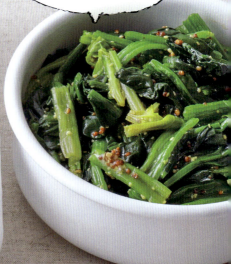

| 塩 |
糖質 5.6g　ズッキーニとにんじんのホイル焼き

粒マスタードじょうゆ
糖質 1.1g　ほうれん草の粒マスタードあえ

[ゆ る] 糖質オフセット No.1

ローストビーフ

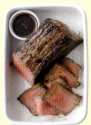

冷蔵3〜4日

材料（4食分） **269kcal**
- 牛ももかたまり肉＊……500g
- A
  - にんにくのすりおろし……小さじ1
  - 塩……小さじ2
  - こしょう……少々
- オリーブ油……大さじ1
- B
  - 赤ワイン、しょうゆ……各大さじ2

＊室温に出して30分〜1時間おく。

ズッキーニとにんじんのホイル焼き

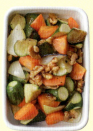

冷蔵3〜4日

材料（4食分） **159kcal**
- ズッキーニ……2本（300g）
- にんじん……1本（150g）
- 玉ねぎ……1/2個（75g）
- むきくるみ……60g
- C
  - 塩……小さじ1
  - こしょう……少々
  - オリーブ油……大さじ1

ほうれん草の粒マスタードあえ

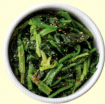

冷蔵3〜4日

材料（4食分） **57kcal**
- ほうれん草……小2束（400g）
- D
  - 粒マスタード、オリーブ油……各大さじ1
  - しょうゆ……小さじ1
  - 塩……小さじ1/2
  - こしょう……少々

作り方

2 材料を調味する

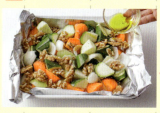

ズッキーニ、皮をむいたにんじん、玉ねぎは一口大の乱切りにし、くるみとともにアルミホイルを敷いたバットに広げる。Cを全体にかける。

1 ほうれん草をゆでる

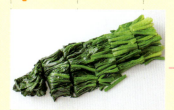

鍋に多めの湯を沸かして塩少々（分量外）、ほうれん草を入れ、1分ほどゆでる。水にとって冷まし、水けを絞って3〜4cm幅に切る。

4 焼いて休ませる

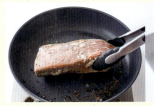 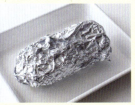

牛肉はAをすり込む。フライパンにオリーブ油を強めの中火で熱し、転がしながら全体を色よく焼きつける。

アルミホイルを2重にして牛肉を包み、冷まして肉汁を落ち着かせる。

6 ソースを作る

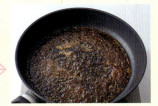

フライパンを洗わずにBを加えて中火にかけ、煮立ったら火からおろし、別の容器に入れる。牛肉は食べる分だけを切る。

3 焼く

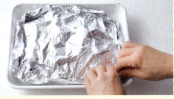

アルミホイルをかぶせ、周囲を折り込んでバットをはずす。魚焼きグリルに入れ、中火で15分ほど焼く。様子を見て上のアルミホイルをはずし、30秒ほどかりっと焼いてもよい。

5 調味する

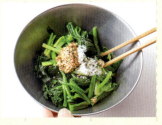

ボウルにほうれん草を入れてDを加え、全体を混ぜる。

食材チェンジ
[ほうれん草]
▶ キャベツ
…小1/2個(400g)
▶ 青梗菜
…小4株(400g)

［ゆる］
糖質オフセット No.2

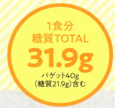

1食分
糖質TOTAL
31.9g
バゲット40g
（糖質21.9g）含む

スパイシーな香り、パンチのある味わいの
エスニックなセットです。
色鮮やかで見た目にも元気が出ます。

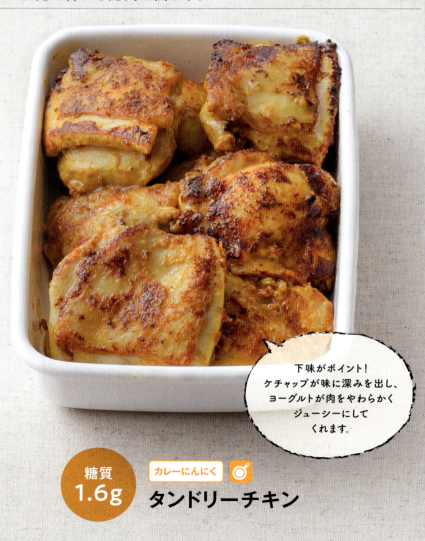

下味がポイント！
ケチャップが味に深みを出し、
ヨーグルトが肉をやわらかく
ジューシーにして
くれます。

糖質
1.6g

カレーにんにく

タンドリーチキン

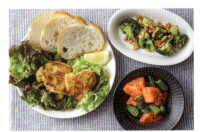

献立アドバイス

チキンにレモン汁をかけると、味がキリッと引き締まります。リーフレタスで巻いて食べるとボリュームがアップします。

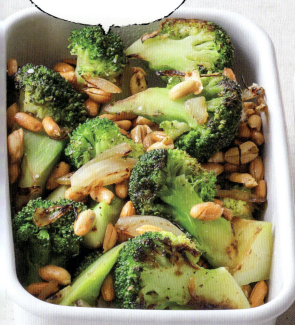

100円お菓子でおなじみのバターピーナッツがおいしい食材になります。

糖質 3.2g　塩

ブロッコリーとピーナッツのソテー

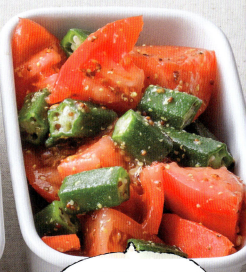

オクラもトマトも栄養満点！粒マスタードの辛みと酸味で新しいおいしさに。

糖質 5.2g　粒マスタード

オクラとトマトのサラダ

[ゆる] 糖質オフセット No.2

タンドリーチキン

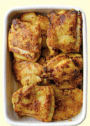

冷蔵3～4日

材料(4食分) **331kcal**

- 鶏もも肉……大2枚(600g)
- A ┌ 塩……小さじ1
  └ こしょう……少々
- B ┌ にんにくのすりおろし……小さじ1
  │ 無糖ヨーグルト……大さじ3
  │ カレー粉……大さじ1
  └ トマトケチャップ……小さじ1
- オリーブ油……大さじ1/2

ブロッコリーとピーナッツのソテー

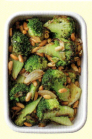

冷蔵3～4日

材料(4食分) **146kcal**

- ブロッコリー……1株(300g)
- 玉ねぎ……1/4個(40g)
- バターピーナッツ……60g
- オリーブ油……大さじ1
- C ┌ 塩……小さじ1/2
  └ こしょう……少々

オクラとトマトのサラダ

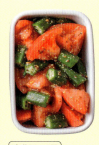

冷蔵3～4日

材料(4食分) **63kcal**

- オクラ……1袋(8～10本・70g)
- トマト……2個(300g)
- D ┌ 粒マスタード……大さじ1
  │ レモン汁……小さじ2
  │ オリーブ油……大さじ1
  │ はちみつ……小さじ1
  │ 塩……小さじ1/2
  └ こしょう……少々

作り方

1 下味をつける

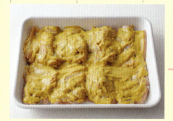

鶏肉は4等分に切ってAをもみ込み、バットに並べる。混ぜたBを加えてからめ、10分ほどおく。

3 材料を切る

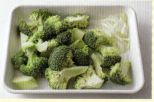

ブロッコリーは小房に分け、大きなものは縦半分に切る。玉ねぎは横半分に切ってから縦に薄切りにする。

2 材料を切る

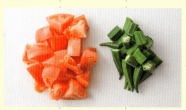

鍋に湯を沸かして塩少々(分量外)、オクラを入れ、さっとゆでる。水にとって冷まし、水けをきって2～3cm幅に切る。トマトは1～2cm角に切る。ボウルにオクラ、トマトを入れる。

6 焼く

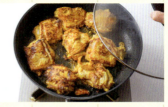

フライパンにオリーブ油を中火で熱し、鶏肉の皮目を下にして2分ほど焼き、返して同様に焼く。弱めの中火にし、ふたをして5分ほど焼き、中まで火を通す。

4 炒める

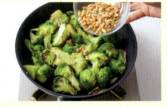

フライパンにオリーブ油を中火で熱し、ブロッコリー、玉ねぎを入れて炒める。焼き色がついたら、ピーナツを加えて炒め合わせ、Cを加えて調味する。

> 食材チェンジ
> ［ブロッコリー］
> ▶カリフラワー
> …小1株（300g）
> ▶パプリカ
> …2と1/2個（300g）

5 調味する

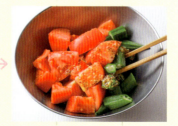

ボウルに混ぜたDを加え、全体を混ぜる。

［ゆ る］
糖質オフセット No.3

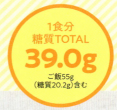

1食分
糖質TOTAL
39.0g
ご飯55g
（糖質20.2g）含む

なすの炒めものは押さえておきたい定番料理。
噛みごたえのある料理ばかりだから、
少ないご飯でも満足感が得られます。

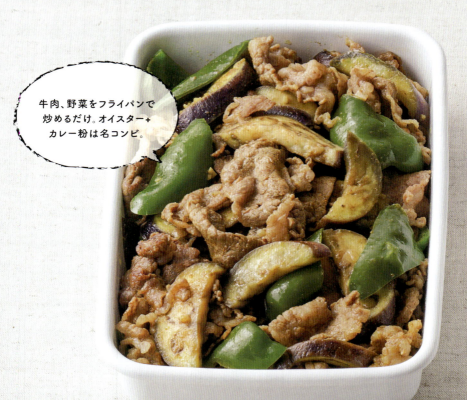

牛肉、野菜をフライパンで炒めるだけ。オイスター＋カレー粉は名コンビ。

糖質 **3.6g**

オイスターカレー

牛肉と野菜のオイスターカレー炒め

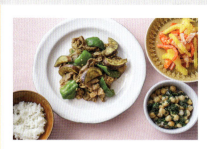

献立アドバイス

ひよこ豆を
一粒一粒箸で
つまんで食べる
行為も、ダイエットに
ひと役買っています。

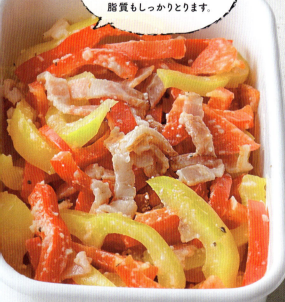

電子レンジで作るから
超簡単。
ベーコンとチーズで
脂質もしっかりとります。

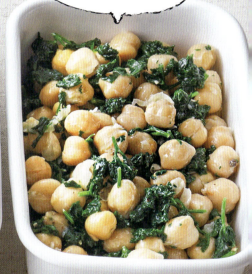

ビタミン類が野菜のなかでも
トップクラスで多いパセリを
たっぷり使って。

塩チーズ

糖質 6.4g
パプリカとベーコン
のチーズ風味

にんにく塩

糖質 8.8g
ひよこ豆と
パセリのサラダ

[ゆ る]糖質オフセット No.3

作り方

牛肉と野菜のオイスターカレー炒め

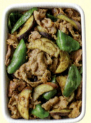

冷蔵3～4日

材料（4食分） **337kcal**

- 牛切り落とし肉………400g
- ピーマン………4個(120g)
- なす………2本(180g)
- しょうが、にんにく……各1かけ
- オリーブ油………大さじ2
- A ┌ オイスターソース、カレー粉
  │   ………各小さじ2
  │ しょうゆ………小さじ1
  │ 塩………小さじ1/2
  └ こしょう………少々

3 材料を切る

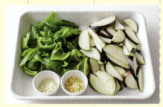

ピーマンは一口大の乱切りにする。なすは縦半分に切ってから5mm幅の斜め切りにする。しょうが、にんにくはみじん切りにする。

パプリカとベーコンのチーズ風味

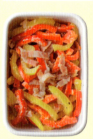

冷蔵3～4日

材料（4食分） **109kcal**

- パプリカ（赤）………2個(300g)
- パプリカ（黄）………1個(150g)
- ベーコン………3枚(60g)
- B ┌ 粉チーズ………大さじ2
  │ 塩………小さじ1/2
  └ こしょう………少々

2 材料を切る

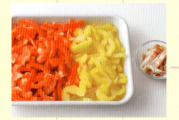

パプリカは縦4等分に切り、横に1cm幅に切る。ベーコンは5mm巾に切る。

ひよこ豆とパセリのサラダ

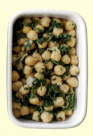

冷蔵3～4日

材料（4食分） **124kcal**

- ひよこ豆（水煮）………200g
- パセリ………50g
- C ┌ にんにくのすりおろし
  │   ………小さじ1
  │ プレーンヨーグルト、
  │ オリーブ油……各大さじ1
  │ 塩………小さじ1/3
  └ こしょう………少々

1 パセリをゆでる

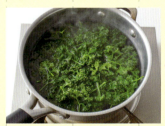

鍋に湯を沸かしてパセリを入れ、さっとゆでる。ざるに上げて水けをきり、冷ます。

4 炒める

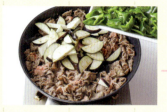

フライパンにオリーブ油、しょうが、にんにくを中火で熱し、牛肉を入れて炒める。肉の色が変わったら、なす、ピーマンの順に加えて炒め合わせる。

5 調味する

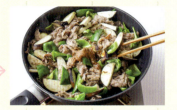

全体に油が回ったら、混ぜたAを加えて調味する。

> **食材チェンジ**
> [にんにく・しょうが]
> ▶ チューブ
> …各小さじ1

6 電子レンジで加熱する

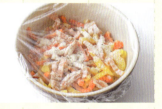

耐熱ボウルにパプリカ、ベーコンを入れてBを加え、ふんわりとラップをかぶせて電子レンジで2分ほど加熱する。

7 調味する

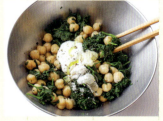

パセリの水けを絞って1cm幅に切り、ボウルに入れる。ひよこ豆、Cを加えて全体を混ぜる。

［ゆ る］
糖質オフセット No.4

1食分 糖質TOTAL
29.5g
ご飯55g
（糖質20.2g）含む

人気が高まっているタイ風ご飯セット。
ナンプラーとオイスターソースさえあれば
簡単に作ることができます。

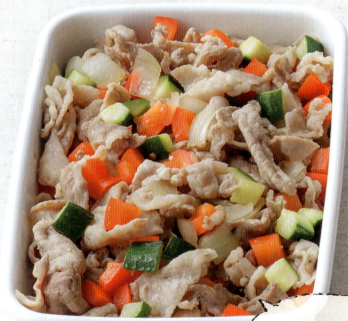

ご飯と生野菜を添えて
ガパオライス風や
ドレッシング替わりに
生野菜にかけても。

糖質 5.0g

ピリ辛ナンプラー

豚小間と野菜の ピリ辛炒め

献立アドバイス

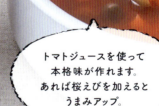

ガパオライス風は
ご飯だけでなく、
せん切りキャベツも
いっしょに
混ぜてかさ増し。

> ポリ袋でつけると、
> まんべんなく味がなじみます。
> にんにく、しょうがの香りで
> 深みのある味に。

> トマトジュースを使って
> 本格味が作れます。
> あれば桜えびを加えると
> うまみアップ。

糖質 1.8g — にんにくじょうゆ
香味卵

糖質 2.5g — トマトナンプラー
しめじのトムヤンクン

[ゆ る] 糖質オフセット No.4

豚小間と野菜のピリ辛炒め

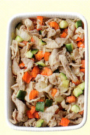

冷蔵3〜4日

材料(4食分)　374kcal

豚細切れ肉	500g
ズッキーニ	1本(150g)
パプリカ(赤)	1個(150g)
玉ねぎ	1/2個(75g)
赤唐辛子	1本
サラダ油	大さじ1
A ナンプラー	大さじ1
オイスターソース	小さじ2
塩、こしょう	各少々

香味卵

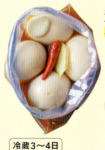

冷蔵3〜4日

材料(8個分)　89kcal

卵	8個
B しょうが、にんにく	各1かけ
赤唐辛子	1本
水	1カップ
鶏がらスープのもと(顆粒)	小さじ1/2
しょうゆ	大さじ3
酒	小さじ1
シナモンパウダー(あれば)	少々

しめじのトムヤンクン

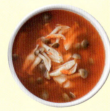

冷蔵3〜4日

材料(4食分)　21kcal

しめじ	パック(200g)
トマトジュース(缶詰)	1本(190g)
C 水	3カップ
鶏がらスープのもと(顆粒)	小さじ1と1/2
D レモン汁、ナンプラー	各小さじ2
豆板醤、塩	各小さじ1/2
こしょう	少々

作り方

2 材料を切る

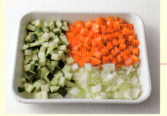

ズッキーニは1cm角、パプリカ、玉ねぎは1cm四方に切る。赤唐辛子は種を取り除く。

1 卵をゆで、材料を切る

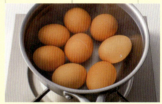

鍋に多めの湯を沸かし、卵を入れて7分30秒〜8分ゆでる。しょうがは薄切りにして、にんにくは半分に切る。

3 しめじをほぐす

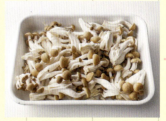

しめじは石づきを切り落とし、食べやすくほぐす。

4 炒めて調味する

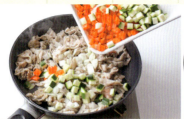
フライパンにサラダ油、赤唐辛子を入れて中火で熱し、豚肉を加えて炒める。ズッキーニ、パプリカ、玉ねぎを加えて炒め合わせる。

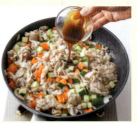
全体に油が回ったら、混ぜたAを加えて調味する。

> **食材チェンジ**
> [ズッキーニ]
> ▶ なす…小2本(150g)
> ▶ さやいんげん…15本(150g)

6 つける

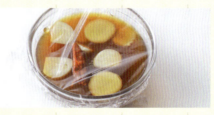
卵は氷水にとって殻をむく。耐熱ボウルにBを入れて混ぜ、ふんわりとラップをかぶせて電子レンジで2分ほど加熱し、ジッパーつきの耐熱のポリ袋に移す。卵を加えて冷まし、口を閉じる。ひと晩おくとおいしい。

5 煮る

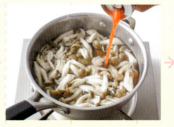
鍋にCを入れて中火にかけ、煮立ったらしめじ、トマトジュースを加える。弱めの中火で3分ほど煮る。

7 調味する

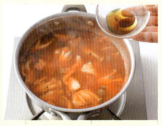
しめじがしんなりとしたら、Dを加えて調味する。

［ゆる］
糖質オフセット No.5

1食分 糖質TOTAL
28.5g
ご飯55g（糖質20.2g）含む

赤、黄、緑の色合いが目にも鮮やかな
簡単中華セット。えびチリはぷりぷりこんにゃくで
歯ごたえとボリュームをアップしました。

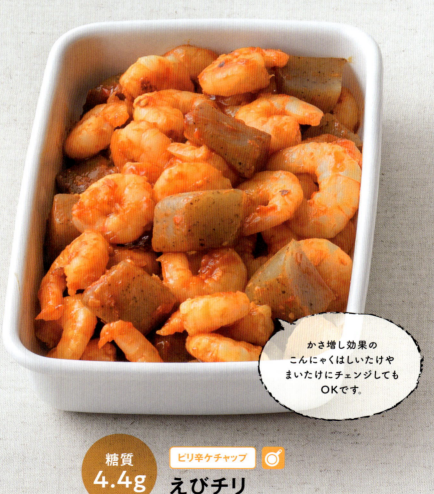

かさ増し効果の
こんにゃくはしいたけや
まいたけにチェンジしても
OKです。

糖質 **4.4g**

ピリ辛ケチャップ

えびチリ

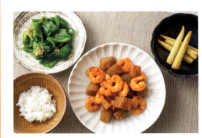

献立アドバイス

えびチリは卵で
とじて
どんぶりにする
アレンジも
おすすめです。

> コーンは糖質が高いけれど、
> ヤングコーンなら低糖質。
> コーン×バターじょうゆは
> 鉄板コンビです。

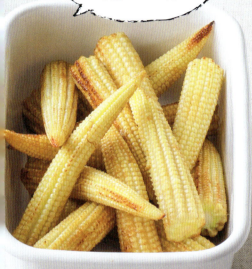

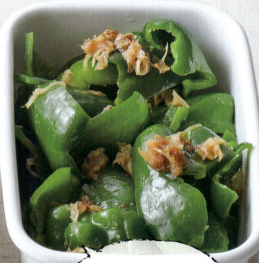

> よく噛むために
> ピーマンは手で大きめに
> ちぎります。
> ゆで過ぎに注意。

糖質 1.8g　バターじょうゆ
ヤングコーンの
バターじょうゆ炒め

糖質 2.1g　ごま油おかか
ピーマンの
おかかあえ

[ゆ る] 糖質オフセット No.5

えびチリ

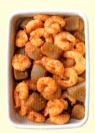

冷蔵3〜4日

材料(4食分)	**115kcal**
むきえび	300g
こんにゃく	1枚(220g)
長ねぎ	1/3本(30g)
しょうが、にんにく	各1かけ
ごま油	大さじ1
豆板醤	小さじ1

A ┌ トマトケチャップ……大さじ2
　├ しょうゆ……………大さじ1
　├ みりん……………小さじ1
　└ 塩、こしょう………各少々

ヤングコーンのバターじょうゆ炒め

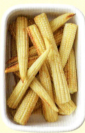

冷蔵3〜4日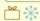

材料(4食分)	**53kcal**
ヤングコーン*	20本(200g)
バター	20g
しょうゆ	小さじ1

＊水煮を使ってもよい。

ピーマンのおかかあえ

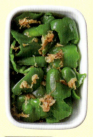

冷蔵3〜4日

材料(4食分)	**49kcal**
ピーマン	10個(300g)

B ┌ 削り節………………5g
　├ ごま油……………大さじ1
　└ 塩…………………小さじ1/3

作り方

1 こんにゃくをゆでる

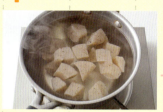

鍋に湯を沸かし始める。こんにゃくはスプーンやコップで一口大にちぎる。鍋の湯が沸騰したらこんにゃくを入れ、2分ほどゆでる。

2 ピーマンをちぎる

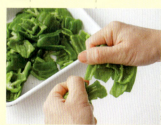

鍋に多めの湯を沸かし始める。ピーマンは縦半分に切り、大きめにちぎる。

3 材料を切る

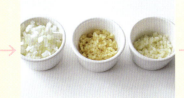

こんにゃくはざるに上げて水けをきる。長ねぎ、しょうが、にんにくはみじん切りにする。

6 炒める

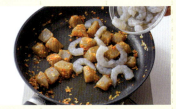

フライパンにごま油、こんにゃく、長ねぎ、しょうが、にんにく、豆板醤を入れて中火にかける。香りが立ったら、えびを加えて炒め、混ぜたAを加えて調味する。

5 炒める

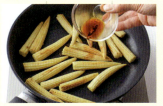

フライパンにバターを中火で溶かし、ヤングコーンを入れて炒める。焼き色がついたら、しょうゆを加えてからめる。

4 ピーマンをゆでる

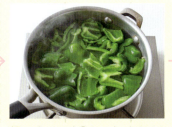

鍋にピーマンを入れ、さっとゆでる。ざるに上げて水けをよくきり、粗熱を取る。

7 調味する

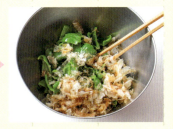

ボウルにピーマンを入れ、Bを加えて全体を混ぜる。

［ゆる］
糖質オフセット No.6

1食分 糖質TOTAL
28.9g
バゲット40g
（糖質21.9g）含む

糖質 **2.2g**

衣におからパウダーを使った切り身魚のから揚げ。油料理は満足感が高く、腹もちもします。

材料を切って蒸し煮するだけ。白ワインで上品な味わいになります。

糖質 **2.0g**

電子レンジで簡単に作れる食物繊維たっぷりのマリネ。しいたけやえのきでもOKです。

糖質 **2.8g**

にんにく塩
めかじきとしし唐のから揚げ

材料（4食分） **404kcal**

めかじきの切り身	6切れ（600g）
しし唐	20本（60g）
塩、こしょう	各少々
A［にんにく・しょうがのすりおろし	各小さじ1/2
白ワイン、しょうゆ	各大さじ1
おからパウダー	大さじ4
揚げ油	適量

冷蔵3〜4日

作り方

1 しし唐に穴をあけ、めかじきを切る

しし唐は竹串などで数カ所刺し、穴をあける。めかじきは2〜3cm幅に切って両面に塩、こしょうをふり、**A**をからめて10分ほどおく。

5 揚げる

揚げ油を180℃に熱し、しし唐を入れてさっと揚げ、油をきる。いったん火を止める。めかじきの汁けをふき、おからパウダーをまぶす。揚げ油を180℃に熱してめかじきを入れ、2〜3分揚げて油をきる。

ワイン塩
小松菜とコーンのオイル蒸し

材料（4食分） **106kcal**

小松菜	小2束（400g）
コーン（缶詰・ホール）	30g
ロースハム	4枚（約55g）
B［オリーブ油	大さじ2
白ワイン	大さじ1
塩	小さじ1
こしょう	少々

冷蔵3〜4日

3 蒸し煮にする

小松菜は3cm長さに切る。ハムは半分に切ってから5mm幅に切る。コーンは汁けをきる。厚手の鍋に小松菜、ハム、コーンを入れ、**B**を加え、ふたをして中火にかけ、3分ほど蒸し煮にする

オリーブ油塩
きのこのマリネ

材料（4食分） **78kcal**

しめじ	2パック（200g）
エリンギ	1パック（100g）
玉ねぎ	小1/2個（70g）
オリーブ油	大さじ2
C［白ワインビネガー（または酢）	大さじ1と1/2
塩	小さじ1
こしょう	少々
パセリのみじん切り（乾燥）	少々

冷蔵3〜4日

2 電子レンジで加熱する

しめじは石づきを切り落とし、食べやすくほぐす。エリンギはあれば石づきを取り除き、4cm長さの縦に薄切りにする。玉ねぎはみじん切りにする。耐熱ボウルにしめじ、エリンギ、玉ねぎを入れ、オリーブ油を回しかけ、ふんわりとラップをかぶせて電子レンジで5分ほど加熱する。

4 調味する

熱いうちに混ぜた**C**を加え、全体を混ぜる。

［ゆる］
糖質オフセット No.7

1食分 糖質TOTAL 28.1g
ご飯55g（糖質20.2g）含む

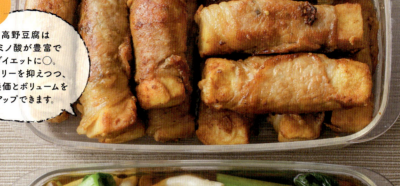

糖質 1.9g

高野豆腐はアミノ酸が豊富でダイエットに○。カロリーを抑えつつ、栄養価とボリュームをアップできます。

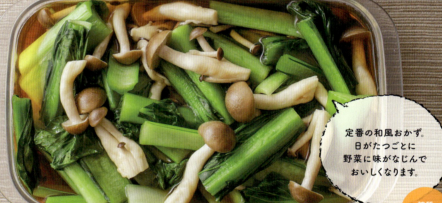

定番の和風おかず。日がたつごとに野菜に味がなじんでおいしくなります。

糖質 2.5g

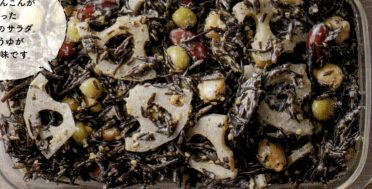

豆とれんこんが入ったデリ風のサラダ。しょうゆがかくし味です。

糖質 3.5g

甘辛じょうゆ

高野豆腐の豚肉巻き

材料（4食分）　　**303kcal**

- 高野豆腐（乾燥）……4枚（約70g）
- 豚ロース肉………12枚（240g）
- A ┌ 卵 …………………………1個
    └ だし汁 …………… 1/4カップ
- 塩、こしょう………………各少々
- ごま油 ………………………大さじ1
- B ┌ みりん、しょうが汁 …各小さじ1
    └ しょうゆ …………………大さじ1

冷蔵3〜4日

作り方

2 高野豆腐をもどす

高野豆腐は水に5分ほど（パッケージの表示を参照）つけて、もどす。

4 高野豆腐に下味をつける

高野豆腐の水けを絞って縦に3等分に切り、よく混ぜたAに10分ほどつける。

7 豚肉を巻いて焼く

豚肉を広げて塩、こしょうをふる、高野豆腐をのせてくるくると巻く。フライパンにごま油を中火で熱し、豚肉の巻き終わりを下にして2〜3分焼く。返して同様に焼き、Bを加えて手早くからめる。

だしじょうゆ

小松菜としめじのおひたし

材料（4食分）　　**26kcal**

- 小松菜 ……………… 大1束（300g）
- しめじ ……………… 1パック（100g）
- だし汁 ………………………… 2カップ
- C ┌ しょうゆ …………………大さじ1
    ├ みりん ……………………小さじ2
    └ 塩 …………………………小さじ1/2

冷蔵3〜4日

3 材料を切る

小松菜は4cm長さに切る。しめじは石づきを切り落とし、食べやすくほぐす。

5 煮る

鍋にだし汁を入れて中火にかけ、煮立ったらC、小松菜、しめじを加える。再び煮立ったら火を止める。

ごまマヨネーズ

ひじきとミックスビーンズのサラダ

材料（4食分）　　**101kcal**

- 芽ひじき（乾燥）……………… 15g
- れんこん ………… 小1/2節（120g）
- ミックスビーンズ（水煮）… 100g
- D ┌ 白すりごま ………………大さじ2
    ├ マヨネーズ、白ワインビネガー
    │ 　（または酢）………各大さじ1
    ├ しょうゆ ………………… 小さじ2
    └ 塩 ………………………… 小さじ1/2

冷蔵3〜4日

1 ひじきをもどし、れんこんを切る

ひじきはたっぷりの水に15分ほど（パッケージの表示を参照）つけてもどす。れんこんは薄いいちょう切りにし、水に5分ほどつけて水けをきる。

6 ゆでる

鍋に熱湯を沸かしてひじき、れんこんを入れて、1分ほどゆでる。ざるに上げて水けをきり、粗熱を取る。

8 調味する

ひじき、れんこんの水けを絞ってボウルに入れ、水けをきったミックスビーンズ、混ぜたDを加えて全体を混ぜる。

［ゆる］
糖質オフセット No.8

1食分
糖質TOTAL
25.2g
ご飯55g
（糖質20.2g）含む

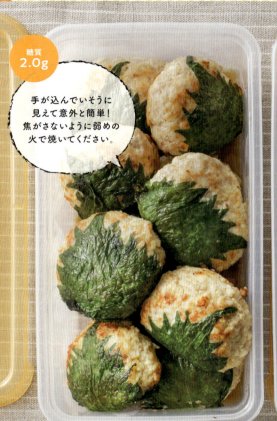

糖質 **2.0g**

手が込んでいそうに見えて意外と簡単！焦がさないように弱めの火で焼いてください。

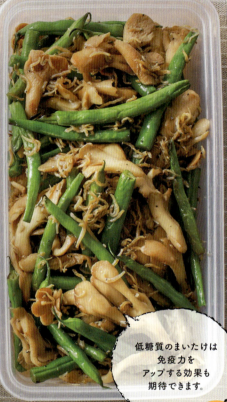

低糖質のまいたけは免疫力をアップする効果も期待できます。

糖質 **1.5g**

献立にさわやかな漬けものがあるとアクセントになります。しゃっきりとした歯ごたえもダイエットに効果的。

糖質 **1.5g**

豆腐入りみそつくね

みそ

材料（4食分） **210kcal**

- 鶏ひき肉 ……………………… 300g
- 木綿豆腐 ………………… 1/2丁（150g）
- 青じそ ……………………………… 8枚
- 長ねぎ …………………… 1/2本（50g）
- しょうが …………………………… 1かけ
- A ┌ 卵黄 ……………………… 1個分
  ├ みそ …………………… 大さじ1
  └ 塩 ………………………………… 少々
- ごま油 ……………………… 大さじ1

冷蔵3〜4日

作り方

1 豆腐を水きりし、材料を切る

豆腐はペーパータオルで包んで皿などの重しをのせ、10分ほどおいて水きりをする。長ねぎ、しょうがはみじん切りにする。

6 形作る

ボウルにひき肉、豆腐、長ねぎ、しょうが、Aを入れて練り、8等分のだんご状にまとめる。片面に軸を切り落とした青じそを貼りつける。

7 焼く

フライパンにごま油を中火で熱し、たねの両面を色よく焼く。ふたをして弱めの中火にし、3分ほど焼いて中まで火を通す。

いんげんとまいたけのじゃこ炒め

ごま油しょうゆ

材料（4食分） **59kcal**

- さやいんげん ………… 15本（150g）
- まいたけ …………… 2パック（200g）
- ちりめんじゃこ ……………………… 40g
- ごま油 ……………………… 大さじ1
- B ┌ しょうゆ ………………… 大さじ1
  └ 塩 ………………………………… 少々

冷蔵3〜4日

2 材料を切る

いんげんはへたを切り落とし、長さを半分に切る。まいたけは食べやすくほぐす。

5 炒める

フライパンにごま油を中火で熱し、ちりめんじゃこを入れて炒める。ちりめんじゃこがかりっとしたら、いんげん、まいたけを加えて炒め合わせる。全体に油が回ったら、Bを加えて調味する。

食材チェンジ
[いんげん]
▶ブロッコリー …1/2株（150g）
▶オクラ…2袋（150g）

大根のピリ辛酢漬け

塩昆布

材料（4食分） **27kcal**

- 大根 ……………… 小1/2本（400g）
- しょうが …………………………… 1かけ
- 赤唐辛子 …………………………… 1本
- 昆布（3×3cm） …………………… 1枚
- 塩 ……………………………… 小さじ1
- 酢 ……………………………… 大さじ1

冷蔵3〜4日

3 材料を切る

大根は皮をむき、3〜4cm長さ、5mm角の棒状に切る。しょうがは皮をむいて薄切りにし、赤唐辛子は種を取り除く。

4 つける

ボウルに大根を入れ、塩をふって軽くもみ、密閉容器に入れる。しょうが、赤唐辛子、昆布、酢を加え、表面をラップでおおってからふたをする。

[ゆる] 糖質オフセット No.9

1食分 糖質TOTAL
29.2g
（ご飯55g（糖質20.2g）含む）

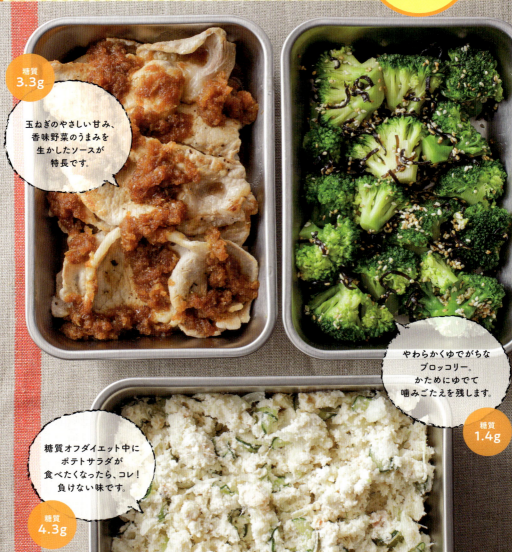

糖質 3.3g
玉ねぎのやさしい甘み、香味野菜のうまみを生かしたソースが特長です。

糖質 1.4g
やわらかくゆでがちなブロッコリー。かためにゆでて噛みごたえを残します。

糖質 4.3g
糖質オフダイエット中にポテトサラダが食べたくなったら、コレ！負けない味です。

豚肉のソテー オニオンにんにくソース

酢じょうゆ

材料（4食分）　244kcal

豚ロースしょうが焼き用肉	12枚（300g）
玉ねぎ	1/2個（75g）
しょうが、にんにく	各1かけ
塩、こしょう	各少々
サラダ油	大さじ1
A[白ワインビネガー（または酢）	小さじ2
しょうゆ	大さじ2
みりん]	小さじ1

冷蔵3〜4日

作り方

3 野菜をすりおろす

玉ねぎ、しょうが、にんにくはすりおろす。

5 焼く

豚肉に塩、こしょうをふる。フライパンにサラダ油を中火で熱し、豚肉を入れて両面を焼き、取り出す。フライパンに残った油を中火で熱し、玉ねぎ、しょうが、にんにくを加えてさっと炒め、Aを加える。煮立ったら火を止め、豚肉を戻してからめる。

[豚肉]
▶ 牛焼き肉用…300g
▶ 鶏もも肉 …大1枚（300g）

ブロッコリーの塩昆布あえ

塩昆布

材料（4食分）　42kcal

ブロッコリー	大1株（300g）
B[塩昆布	10g
白いりごま	大さじ1
酢]	小さじ2

冷蔵3〜4日

2 ブロッコリーを切る

鍋に2ℓほどの湯を沸かし始める。ブロッコリーは小房に分け、大きなものは縦半分に切る。

4 ゆでる

鍋に塩大さじ1（分量外）、ブロッコリーを入れて1分30秒ほどゆでる。ざるに上げて水けをきり、冷ます。

7 調味する

ボウルにブロッコリーを入れ、Bを加えて混ぜる。

おからのポテサラ風

マヨネーズ

材料（4食分）　205kcal

おから（生）	250g
きゅうり	1本（100g）
玉ねぎ	1/2個（75g）
鮭の水煮（缶詰）	1缶（90g）
塩	小さじ1/2
C[マヨネーズ	大さじ4
こしょう]	少々

冷蔵3〜4日

1 材料を切る

きゅうりは薄い輪切りにし、玉ねぎは縦に薄切りにしてボウルに入れる。塩をふって軽くもむ。

6 調味する

きゅうり、玉ねぎの水けを絞る。ボウルにおから、鮭、きゅうり、玉ねぎを入れ、Cを加えて混ぜる。味をみて塩少々（分量外）を加える。

［ゆる］
糖質オフセット No.10

1食分 糖質TOTAL
30.0g
ご飯55g（糖質20.2g）含む

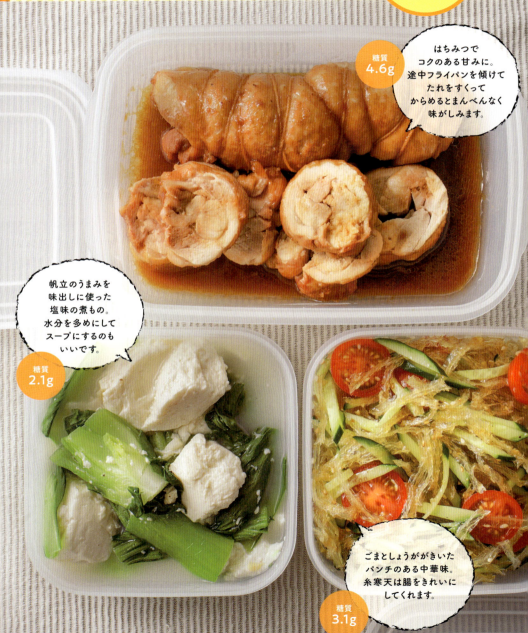

糖質 4.6g
はちみつでコクのある甘みに。途中フライパンを傾けてたれをすくってからめるとまんべんなく味がしみます。

帆立のうまみを味出しに使った塩味の煮もの。水分を多めにしてスープにするのもいいです。
糖質 2.1g

ごまとしょうががきいたパンチのある中華味。糸寒天は腸をきれいにしてくれます。
糖質 3.1g

鶏チャーシュー

材料（4食分） **328kcal**

- 鶏もも肉 ……… 大2枚（600g）
- しょうが、にんにく ……… 各1かけ
- 長ねぎの青い部分 ……… 1本分
- A ┌ 酒 ……… 大さじ2
  │ しょうゆ ……… 大さじ3
  └ はちみつ ……… 小さじ2

冷蔵3〜4日

青梗菜と帆立のさっと煮

材料（4食分） **64kcal**

- 青梗菜 ……… 1袋（2〜3株・300g）
- 絹ごし豆腐 ……… 1丁（300g）
- 帆立の水煮（缶詰）……… 1缶（65g）
- B ┌ 水 ……… 3〜4カップ
  └ 鶏がらスープのもと（顆粒）……… 小さじ1
- 塩、こしょう ……… 各少々

冷蔵3〜4日

糸寒天ときゅうりの中華風サラダ

材料（4食分） **73kcal**

- 糸寒天（乾燥）……… 10g
- きゅうり ……… 2本（200g）
- プチトマト ……… 10個（100g）
- C ┌ しょうがのすりおろし ……… 小さじ1
  │ 白いりごま ……… 小さじ2
  │ ごま油 ……… 大さじ1と1/2
  └ 酢、しょうゆ ……… 各大さじ1

冷蔵3〜4日

1 材料を切り、鶏肉を形作る

しょうが、にんにくは薄切りにする。鶏肉は皮目をフォークで刺して穴をあけ、皮目を外側にして、たこ糸で全体を縛る。フライパンに鶏肉、しょうが、にんにく、長ねぎを入れる。

2 煮る

フライパンにA、ひたひたの水を加え、落としぶたをして強めの中火にかける。煮立ったら中火にし、ときどき転がしながら20分ほど煮る。しょうが、にんにく、長ねぎを取り除く。たこ糸を取り除き、食べる分だけを切る。

4 青梗菜を切る

青梗菜は4cm長さに切り、根元の部分は縦4等分に切る。

5 煮る

鍋にBを入れて中火にかけ、煮立ったら青梗菜、豆腐の水けをきって大まかにくずして入れる。帆立を缶汁ごと加え、塩、こしょうで調味する。

3 糸寒天をもどし、材料を切る

糸寒天は水に10分ほどつけてもどす（パッケージの表示参照）。きゅうりは斜め薄切りにしてから細切りにする。プチトマトはへたを取り除き、横に薄切りにする。

6 調味する

糸寒天の水けを絞ってボウルに入れ、きゅうり、プチトマトを加える。混ぜたCを加え、全体を混ぜる。

［ゆる］
糖質オフセット No.11

1食分 糖質TOTAL 27.9g
ご飯55g（糖質20.2g）含む

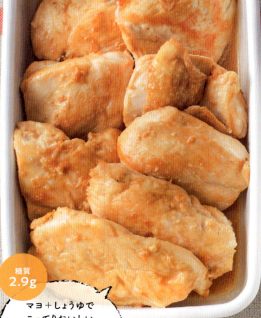

糖質 2.9g
マヨ＋しょうゆで
こってりおいしい
照り焼き。
マヨは脂質がとれて
糖質は少ない
優秀調味料。

糖質 1.6g
もやしのしゃっきり感が
残る程度にゆでて
歯ごたえよく。
ザーサイのうまみが
調味料代わりです。

糖質 3.2g
だしがきいた
やさしいみそ味。
かぶの葉は栄養満点
なので塩ゆでして
おいて食べるときに
トッピング。

チキンのマヨ照り焼き

 マヨじょうゆ

材料(4食分)　　283kcal

- 鶏胸肉(皮つき) ………… 大2枚(600g)
- 塩 ……………………………… 少々
- サラダ油 …………………… 大さじ1
- A
  - にんにくのすりおろし ……………… 小さじ1
  - しょうゆ ………………… 大さじ2
  - みりん …………………… 小さじ2
  - マヨネーズ ……………… 大さじ1

冷蔵3〜4日

作り方

5　鶏肉を切る

鶏肉は厚みのあるところに包丁を入れて開き(P26参照)、皮目をフォークで数カ所刺す。4等分に切り、両面に塩をふる。

6　焼く

フライパンにサラダ油を中火で熱し、鶏肉の皮目を下にして3分ほど焼く。焼き色がついたら返し、同様に焼く。混ぜたAを加えて手早くからめる。

もやしのザーサイあえ

 ごま油しょうゆ

材料(4食分)　　28kcal

- もやし ……………… 2袋(400g)
- 味つきザーサイ(瓶詰) …… 50g
- B
  - ごま油 …………………… 小さじ1
  - しょうゆ ………………… 小さじ2

冷蔵3〜4日

1　ザーサイを切る

鍋に多めの湯を沸かし始める。もやしは水洗いし、水けをきる。ザーサイは細切りにする。

3　もやしをゆでる

鍋にもやしを入れ、1分ほどゆでる。ざるに上げて水けをきり、冷ます。

8　調味する

もやしの水けを絞ってボウルに入れ、ザーサイを加える。Bを加えて全体を混ぜる。

かぶと豆腐のみそポタージュ

 みそ

材料(4食分)　　46kcal

- かぶ* …………………… 3個(240g)
- 長ねぎ …………………… 1/2本(50g)
- 木綿豆腐 ………………… 1/2丁(150g)
- だし汁 …………………… 3カップ
- C
  - みそ ……………………… 小さじ1
  - 塩 ………………………… 小さじ2/3
  - こしょう ………………… 少々

* かぶの葉は塩ゆでし、小口切りにして食べるときに加える。

冷蔵3〜4日

2　材料を切る

かぶは皮をむいて縦4等分に切る。長ねぎは4cm長さに切る。

4　煮る

鍋にだし汁を入れて中火にかけ、煮立ったらかぶ、長ねぎ、豆腐の水けをきって大まかにちぎって入れ、10分ほど煮る。

7　調味する

ミキサーに煮汁ごと入れ、なめらかになるまでかくはんする。鍋に戻して中火にかけ、Cを加えて調味する。

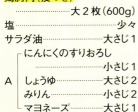

［ゆる］
糖質オフセット No.12

1食分
糖質TOTAL
28.4g
ご飯55g
（糖質20.2g）含む

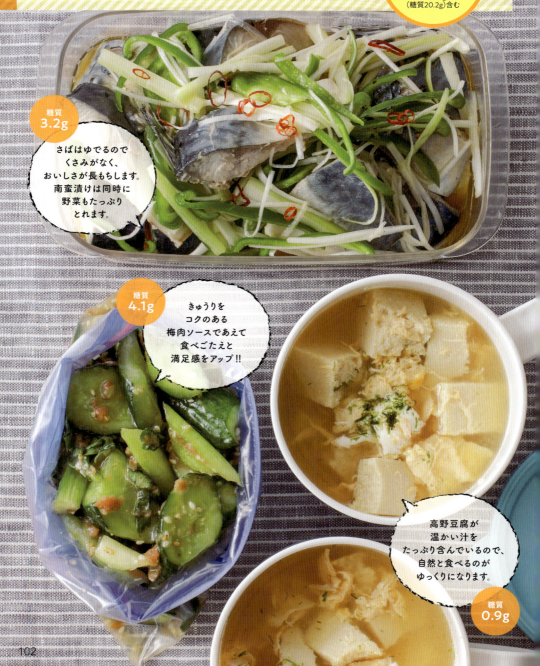

糖質 3.2g
さばはゆでるので
くさみがなく、
おいしさが長もちします。
南蛮漬けは同時に
野菜もたっぷり
とれます。

糖質 4.1g
きゅうりを
コクのある
梅肉ソースであえて
食べごたえと
満足感をアップ!!

高野豆腐が
温かい汁を
たっぷり含んでいるので、
自然と食べるのが
ゆっくりになります。

糖質 0.9g

オイスターソース

さばとたっぷり野菜の南蛮漬け

| 材料（4食分） | 406kcal |

- さば（二枚おろし）……2尾分（600g）
- セロリ……1本（100g）
- 長ねぎ……1/2本（50g）
- ピーマン……3個（90g）
- A
  - 赤唐辛子の小口切り…ひとつまみ
  - 酢、サラダ油（またはごま油）……各大さじ3
  - オイスターソース……大さじ1
  - 塩……小さじ1
  - こしょう……少々

冷蔵3〜4日

作り方

3 材料を切り、さばをゆでる

鍋に多めの湯を沸かし始める。セロリは筋を取り除き、4cm長さの細切りにする。長ねぎ、ピーマンも細切りにする。さばは2cm幅に切り、鍋に入れて3〜4分ゆでる。ざるに上げて水けをきり、冷ます。

6 調味する

密閉容器にさば、セロリ、長ねぎ、ピーマンを入れ、混ぜたAを加えてつける。

梅

たたききゅうりの梅あえ

| 材料（4食分） | 66kcal |

- きゅうり……4本（400g）
- 梅干し……4個
- セロリの葉……1本分（40g）
- B
  - 白いりごま……大さじ1
  - ごま油……大さじ1
  - 塩……小さじ2/3
  - こしょう……少々

冷蔵3〜4日

2 材料を切る

きゅうりは大きめの乱切りにし、セロリの葉はちぎる。梅干しは種を取り除く。ジッパーつきの保存袋にきゅうり、セロリ、梅肉を入れ、めん棒などで軽くたたく。

4 調味する

袋にBを加えて袋の上から軽くもみ、口を閉じる。

だししょうゆ

高野豆腐のかき玉汁

| 材料（4食分） | 87kcal |

- 高野豆腐（乾燥）……2枚（35g）
- 卵……2個
- C
  - だし汁……4カップ
  - 塩……小さじ1
  - しょうゆ……大さじ1

冷蔵3〜4日

1 高野豆腐をもどす

高野豆腐は水に5分ほどつけてもどす（パッケージの表示参照）。

5 煮る

高野豆腐の水けを絞り、大まかにちぎる。鍋にCを入れて中火で熱し、煮立ったら高野豆腐を加えて3分ほど煮る。

7 卵を加える

ボウルに卵を溶きほぐす。鍋に溶き卵を円を描くように流し入れ、火が通ったら火を止める。食べるときに青のり少々をふる。

［ゆる］
糖質オフセット No.13

1食分
糖質TOTAL
37.5g
バゲット40g
（糖質21.9g）含む

糖質
2.4g

切り身魚にソースをぬって焼くだけ。オーブンだと一度でたくさん焼けます。どんな魚にも合うソースです。

糖質
6.0g

やさしい甘みのにんじんにほろ苦いパセリがアクセント。どちらも栄養価の高い食材です。

にんにくをバシッときかせると少ない調味料でも味が決まります。

糖質
7.2g

鮭のみそマスタード焼き

みそマスタード

材料（6食分） **178kcal**

- 生鮭の切り身 …… 6切れ（600g）
- 塩 …………………………… 少々
- A
  - みそ ……………………… 大さじ2
  - 粒マスタード、マヨネーズ …… 各大さじ1
  - オリーブ油 ……………… 小さじ2

冷蔵3〜4日

作り方

3 鮭に塩をふる
鮭に塩をふり、10分ほどおく。オーブンを180度に温め始める。

5 焼く
鮭の水けをふく。オーブン用シートを敷いた天板に鮭の皮めを上にして並べ、混ぜたAを等分にぬる。180℃のオーブンで10分ほど焼く。

[生鮭]
- ▶ めかじきの切り身
  …6切れ（600g）
- ▶ さわらの切り身
  …6切れ（600g）

食材チェンジ

きのことひよこ豆のソテー

にんにく塩

材料（6食分） **126kcal**

- エリンギ ………… 1パック（100g）
- しめじ …………… 1パック（100g）
- ひよこ豆の水煮 ………………… 200g
- 長ねぎ ……………… 1本（100g）
- にんにく ………………………… 1かけ
- オリーブ油 …………………… 大さじ3
- B
  - 塩 ………………………… 小さじ1
  - こしょう ………………………… 少々

冷蔵3〜4日

2 材料を切る
エリンギはあれば石づきを切り落とし、3cm長さの細切りにする。しめじは石づきを切り落として食べやすくほぐす。長ねぎは縦半分に切り、1cm幅の斜め切りにする。にんにくは半分に切る。ひよこ豆は水けをきる。

4 炒める
フライパンにオリーブ油、にんにくを中火で熱し、エリンギ、しめじ、長ねぎ、ひよこ豆を入れて炒める。全体に油が回ったら、Bを加えて調味する。

にんじんとパセリのサラダ

フレンチドレ

材料（6食分） **52kcal**

- にんじん ………………… 2本（300g）
- 玉ねぎ ………………… 1/4個（40g）
- パセリ …………………………… 30g
- C
  - 酢、オリーブ油 ……… 各大さじ1と1/2
  - はちみつ ……………… 小さじ1/2
  - 塩 ………………………… 小さじ1
  - こしょう ……………………… 少々

冷蔵3〜4日

1 材料を切る
にんじんはスライサーで細切りにする。玉ねぎ、パセリはみじん切りにする。ボウルににんじん、玉ねぎ、パセリを入れる。

6 調味する
ボウルに混ぜたCを加え、全体を混ぜる。

［ゆる］
糖質オフセット No.14

1食分 糖質TOTAL
34.4g
バゲット40g
（糖質21.9g）含む

糖質 6.0g

火を通すのが難しいハンバーグは、ソースで煮て、中までふっくらと焼き上げます。

糖質 2.1g

レモンの酸味がきいたデリ風おかず。作ってすぐも時間がたってもおいしさが続きます。

オリーブ油漬けだからアボカドが変色しません。サラダにのせたり、トースターで焼いて食べても。

糖質 4.4g

おからバーグ トマトソース

材料(6食分)　275kcal

- 牛ひき肉 ……………… 500g
- おから(生) ……………… 100g
- プチトマト …………… 10個(100g)
- 玉ねぎ ………………… 1個(150g)
- にんにく ……………………… 1かけ
- A ┌ 溶き卵 ………………… 1個分
  └ 塩、こしょう …………… 各少々
- サラダ油 ……………………… 大さじ1
- B ┌ 赤ワイン ……………… 1/2カップ
  │ トマトケチャップ …… 大さじ1
  │ しょうゆ ……………… 小さじ2
  │ ウスターソース ……… 小さじ1
  │ カレー粉 ……………… 小さじ1/2
  └ 塩、こしょう、タバスコ … 各少々

冷蔵3〜4日

作り方

3 材料を切る

プチトマトはへたを取り除く。玉ねぎ、にんにくはみじん切りにする。

4 形作る

ボウルにひき肉を入れて練り、おから、玉ねぎ、にんにく、Aを加えてさらに練る。6等分の平たい円形にまとめる。

5 焼いて煮る

フライパンにサラダ油を中火で熱し、たねを並べて2分ほど焼き、返して同様に焼く。プチトマト、Bを加え、ふたをして3分ほど煮る。

アボカドチーズオイル

材料(6食分)　143kcal

- アボカド ……………… 1個(140g)
- モッツァレラチーズ … 1個(100g)
- 金時豆(水煮) ………… 200g
- C ┌ 塩 ……………………… 小さじ1
  └ こしょう ………………… 少々
- オリーブ油 ……………… 1カップ

冷蔵3〜4日

2 アボカド、モッツァレラをつける

種と皮を取ったアボカド、モッツァレラは1cm角に切って保存容器に入れ、水けをきった金時豆、Cを加えて混ぜ、オリーブ油を注ぎ入れる。

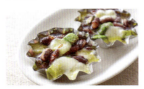

アルミケースに入れ、オーブントースターで3〜4分焼いてもおいしい。

大根のレモンピクルス

材料(6食分)　26kcal

- 大根 …………………… 1/2本(400g)
- レモン ………………………… 1個
- D ┌ にんにく ………………… 1かけ
  │ ローリエ ………………… 1枚
  │ 水 ……………………… 1カップ
  │ 塩 ……………………… 小さじ1
  └ こしょう ………………… 少々

冷蔵3〜4日

1 材料を切る

大根は皮をむき、細長い乱切りにする。レモンは皮をむき、薄い輪切りにする。大根、レモンをボウルに入れる。

6 つける

鍋にDを入れ、中火にかける。煮立ったらボウルに加えて混ぜ、冷ます。

［ゆる］
糖質オフセット No.15

1食分 糖質TOTAL 30.1g
ご飯55g（糖質20.2g）含む

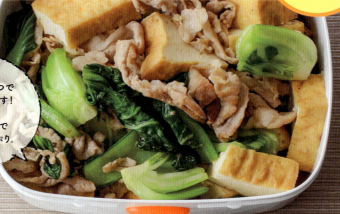

糖質 2.6g

フライパンひとつで
ササッと作れます！
厚揚げの
かさ増し効果で
ボリュームたっぷり。

粒マスタードとツナ
で大人の味わい。
カリフラワーの食感も
相まって
クセになります。

糖質 4.4g

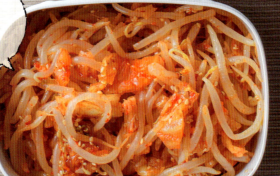

キムチともやしで
パパッと作れる
お助けレシピです。
献立にメリハリが
出ます。

糖質 2.9g

オイスターソース

厚揚げ、豚肉、青梗菜の炒めもの

材料（4食分）　　　320kcal

厚揚げ	2枚（400g）
豚細切れ肉	200g
青梗菜	2株（200g）
ごま油	大さじ1
A ┌ オイスターソース、しょうゆ	各大さじ1
├ みりん	小さじ1
├ 塩	小さじ1/2
└ こしょう	少々

冷蔵3〜4日

作り方

2 材料を切る

青梗菜は3〜4cm長さに切り、根元の部分は縦4等分に切る。厚揚げは縦半分に切り、1cm幅に切る。

5 炒める

フライパンにごま油を中火で熱し、豚肉を入れて炒める。豚肉の色がかわったら、青梗菜、厚揚げを加えて炒め合わせる。全体に油が回ったら、混ぜたAを加えてからめる。

粒マスタード

カリフラワーとツナのホットサラダ

材料（4食分）　　　93kcal

カリフラワー	1株（400g）
ツナ油漬け	1缶（70g）
玉ねぎ	1/4個（40g）
B ┌ 粒マスタード	小さじ2
├ レモン汁	小さじ2
├ 塩	小さじ2/3
└ こしょう	少々

冷蔵3〜4日

3 材料を切る

カリフラワーは小房に分けて1cm幅に切る。玉ねぎはみじん切りにする。耐熱ボウルにカリフラワー、玉ねぎを入れ、ツナを缶汁ごと加える。

6 電子レンジで加熱する

ボウルにラップをふんわりとかぶせて、電子レンジで4分ほど加熱する。

8 調味する

ボウルに混ぜたBを加え、全体を混ぜる。

［カリフラワー］
▶ ブロッコリー
　…小2株（400g）

キムチ

もやしのキムチあえ

材料（4食分）　　　68kcal

もやし	2袋（400g）
白菜キムチ	100g
C ┌ 白いりごま	大さじ1
├ ごま油	大さじ1
├ しょうゆ	小さじ1
└ 塩	少々

冷蔵3〜4日

1 キムチを切る

鍋に多めの湯を沸かし始める。もやしは水洗いをし、ざるに上げて水けをきる。キムチは1〜2cm幅に切る。

4 もやしをゆでる

鍋にもやしを入れ、1分ほどゆで、ざるに上げて水けをきり、粗熱を取る。

7 調味する

もやしの水けを絞ってボウルに入れる。キムチ、Cを加えて全体を混ぜる。

［ゆる］糖質オフ

朝食なに食べる？

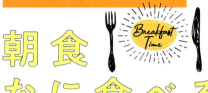

1日を快適にスタートさせるために朝食でしっかりエネルギーと栄養をとりましょう。作りおきのセットを食べるのがラクですが、ササッと作れて変化がつくメニューを紹介します。

サーモンとチーズのラップサンド

1人分 糖質 13.8g

片手で食べられて忙しい朝にぴったり。
スモークサーモンの代わりにハムでも。

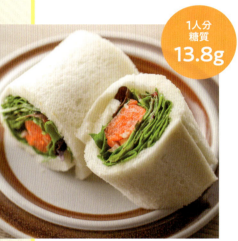

材料（2人分）　246kcal
- サンドイッチ用食パン……4枚（60g）
- スモークサーモン……6枚（120g）
- クリームチーズ……40g
- ベビーリーフ……20g

1 食パン2枚を1組にして両端を少し重ね、めん棒を転がしてのばす。

2 ラップに**1**を縦長にのせ、手前にベビーリーフ、クリームチーズ、スモークサーモンを等分にのせてくるくると巻く。ラップで包み、なじんだらラップをはずして半分に切る。

オートミールのリゾット

オートミールは麦の加工品で、
食物繊維、ビタミン、ミネラルが豊富です。

1人分 糖質 21.5g

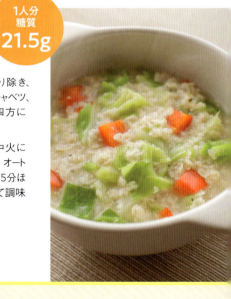

材料（2人分）　140kcal
- オートミール……60g
- セロリ……1/2本（50g）
- キャベツ……100g
- パプリカ……小1/2個（50g）
- A ┌ 水……3カップ
  └ コンソメ（顆粒）……小さじ1/2
- B ┌ 塩……小さじ2/3
  └ こしょう……少々

1 セロリは筋を取り除き、1cm角に切る。キャベツ、パプリカは1cm四方に切る。

2 鍋に**A**を入れて中火にかけ、煮立ったら、オートミール、**1**を加えて5分ほど煮る。**B**を加えて調味する。

ハムとチーズのサンドイッチ

ライ麦パンは噛みごたえがあり、食パンに比べてぐっと低糖質です。

1人分糖質 **19.0g**

材料(2人分)　　　292kcal
- ライ麦パン……2枚(140g)
- ロースハム……2枚(40g)
- スライスチーズ……2枚(40g)

1. ライ麦パンは半分に切って軽くトーストする。
2. 1にハム、スライスチーズを等分にのせ、はさむ。

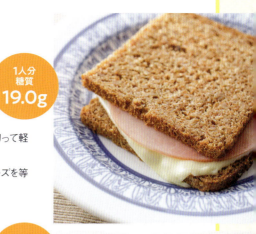

納豆＋目玉焼きのせご飯

ご飯とせん切りキャベツをいっしょに盛ってボリュームアップ。

1人分糖質 **24.3g**

材料(2人分)　　　261kcal
- ご飯……110g
- 卵……2個
- 納豆……2パック(80g)
- キャベツのせん切り……100g分
- サラダ油……小さじ1

1. フライパンにサラダ油を中火で熱し、卵を割り入れる。フライパンのあいたところにキャベツを置いて水大さじ2(分量外)をふり、ふたをして2分ほど蒸し焼きにする。
2. 茶碗にご飯を盛って1、よく混ぜた納豆をのせ、好みでしょうゆ少々(分量外)をかける。

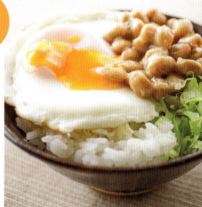

卵と豆腐入り雑炊

温かい食べものは、体を温め、代謝もアップします。

1人分糖質 **21.3g**

材料(2人分)　　　227kcal
- ご飯……110g
- 卵……2個
- 木綿豆腐……1/2丁(150g)
- だし汁……2カップ
- A [塩……小さじ2/3
     しょうゆ……小さじ1/2]
- 刻みのり……適量

1. 鍋にだし汁を入れて中火にかけ、煮立ったらご飯、豆腐をくずしながら加えて1分ほど煮る。
2. ボウルに卵を溶きほぐす。
3. 1に2を流し入れAを加えて火を止め、ふたをして1分ほど蒸らす。器に盛り、刻みのりをのせる。

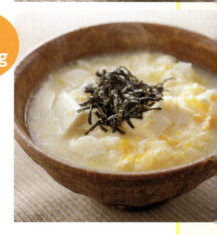

［ゆる］糖質オフ

昼食なに食べる？

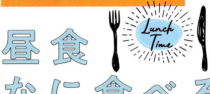

外食やコンビニ食でも糖質を
コントロールすることはできます。
ご飯の量や選び方に注意して
ダイエット生活をキープしましょう。

詰めるだけお弁当

栄養面でも、満足度でも
いちばんは手作りのお弁当。
冷蔵庫にある作りおきセットとご飯を
お弁当箱に詰めるだけでOKです。

1人分糖質 **28.1g**

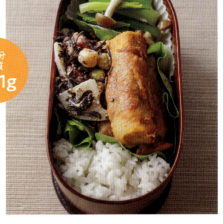

たとえば（P92～93）
- 高野豆腐の豚肉巻き
- 小松菜としめじの煮びたし
- ひじきとミックスビーンズのサラダ
- ご飯55g

外食セレクト

単品おかずを組み合わせて注文します。
主食の量をきっちりと守ることが大切です。

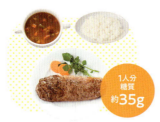

1人分糖質 約**35g**

**ステーキ
＋ミネストローネ
＋ライス55g**

ステーキのつけ合わせのポテト、にんじん、コーンは糖質が高いので食べないようにしましょう。

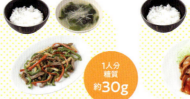

1人分糖質 約**30g**

**チンジャオロースー
＋中華スープ
＋ご飯55g**

中華料理店なら肉か魚介＋野菜の炒めものを注文して。肉野菜炒め、えびチリなどがおすすめ。

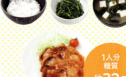

1人分糖質 約**32g**

**豚肉のしょうが焼き
＋ほうれん草のごまあえ
＋みそ汁＋ご飯55g**

定食屋では、この組み合わせ。肉の代わりに焼き魚でもOK。野菜のおかずは必ず入れる。

コンビニセレクト

パンを選ぶときは、糖質がオーバーしないように、小さめのクロワッサンやロールパンを選ぶこと。最近では、小麦粉を使っていない低糖質のパンもあるので上手に利用しましょう。

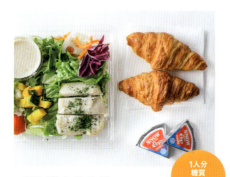

1人分糖質 約33g

- 蒸し鶏のサラダ
- チーズ2個
- クロワッサン小2個（50g）

クロワッサンは小麦粉少なめで作られているから意外に低糖質。小さめ2個ならOKです。

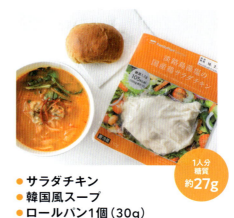

1人分糖質 約27g

- サラダチキン
- 韓国風スープ
- ロールパン1個（30g）

具だくさんのピリ辛味のスープなら、野菜がしっかりとれ、代謝をアップする効果もあります。

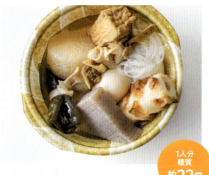

1人分糖質 約22g

- おでん盛り合わせ
  （卵、牛すじ、ちくわ、厚揚げ、昆布、大根、こんにゃく、しらたき）

低糖質食材のものを選ぶこと。糖質高めの餅きんちゃくはNG。汁は飲まないで。

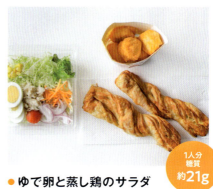

1人分糖質 約21g

- ゆで卵と蒸し鶏のサラダ
- 鶏肉のから揚げ
- 低糖質デニッシュ2個

市販の低糖質パンも種類が豊富。ドレッシングは糖質の低いものか、マヨネーズを。

冷蔵庫の
お助けストック

手間いらずで作れる「つまみフード」と
ごちそうにもなる「肉おかず」を紹介しています。
ちょっとおなかがすいたとき、イベントのとき、
安心して食べられるものがあると思うと、
心が軽くなります。

T.3

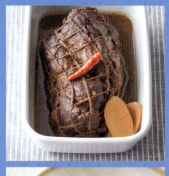

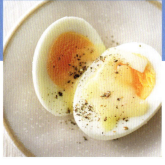

> 手間いらずであると安心!

つまみフードストック

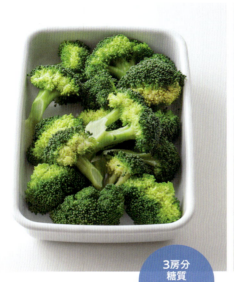

3房分 糖質 **0.3g**

1株買って全部ゆで!

塩ゆでブロッコリー 冷蔵3〜4日

一度に1株分を塩ゆでし、水けをよくきって保存。
料理のつけ合わせやお弁当に詰めても。

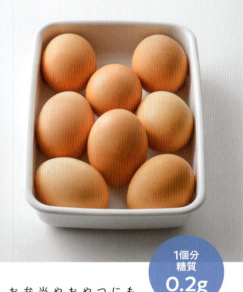

1個分 糖質 **0.2g**

お弁当やおやつにも

ゆで卵 冷蔵3〜4日

かぶるくらいの水と鍋に入れ、煮立ってから10分ゆでればOK。
良質のたんぱく質がとれる優秀食材。

簡単アレンジ

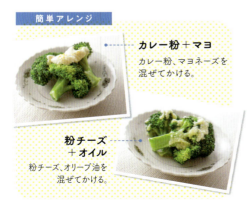

カレー粉＋マヨ
カレー粉、マヨネーズを混ぜてかける。

粉チーズ＋オイル
粉チーズ、オリーブ油を混ぜてかける。

簡単アレンジ

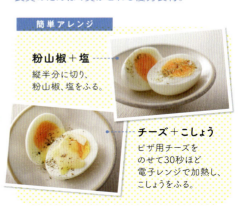

粉山椒＋塩
縦半分に切り、粉山椒、塩をふる。

チーズ＋こしょう
ピザ用チーズをのせて30秒ほど電子レンジで加熱し、こしょうをふる。

「おなかがすいて、次の食事まで待ちきれない！」というときに、
空腹しのぎになるフードストックが大活躍。
買ってきたら、すぐに下ごしらえをしておけば、いつでも食べられて安心です。

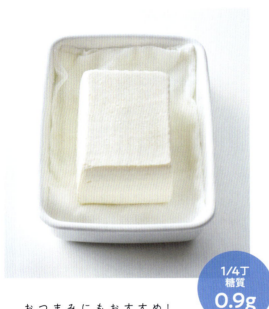

1/4丁
糖質
0.9g

おつまみにもおすすめ！

塩豆腐 冷蔵3〜4日

豆腐（木綿または絹ごし）1丁の水けをきり、
塩大さじ1を全体にまぶす。ペーパータオルで
包んで保存。翌日はペーパタオルをはずす。

簡単アレンジ

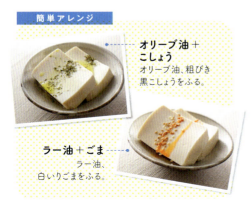

オリーブ油＋こしょう
オリーブ油、粗びき黒こしょうをふる。

ラー油＋ごま
ラー油、白いりごまをふる。

コレもおすすめ！

糖質 **1.1g**

ゆで枝豆
20さや

糖質 **0.9g**

サラミソーセージ
3枚（30g）

糖質 約**0.3g**

チーズ
30g

ごちそう肉おかずストック

少しの手間で気分が上がる!

イベントや記念日などに豪華な肉おかずがあれば、ダイエット中でも、ハッピーな気分が味わえます。
そのままはもちろん、いろんなアレンジもおすすめです。

1食分 糖質 4.9g

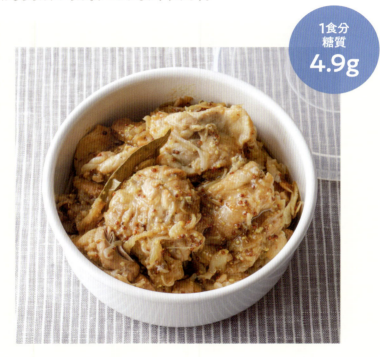

チキンのビネガー煮

うまみの濃い鶏もも肉に、にんにく、アンチョビ、ビネガーを加えて深みのあるおいしさに。

材料(4食分) 343kcal

- 鶏もも肉 ……… 大2枚(600g)
- 玉ねぎ ……… 1個(150g)
- にんにく ……… 1かけ
- アンチョビ(缶詰) ……… 3枚(10g)
- 塩、こしょう ……… 各少々

A
- ローリエ ……… 1枚
- 水、白ワインビネガー(または酢) ……… 各1カップ
- 粒マスタード ……… 大さじ1
- コンソメ(顆粒) ……… 小さじ1

1. 玉ねぎ、にんにくは薄切り、アンチョビは刻む。鶏肉は4等分に切り、塩、こしょうを両面にふる。
2. 厚手の鍋に1を入れ、Aを加えて強火にかける。煮立ったらふたをして弱めの中火で30分ほど煮る。

1食分糖質 **14.1g**

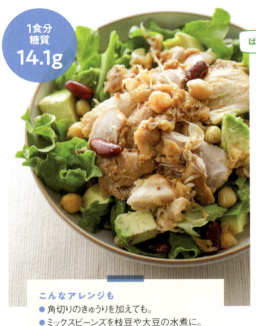

ばっちり糖質オフなら

チキンとミックスビーンズのサラダ

葉野菜、アボカド、ビーンズと盛り合わせてごちそうサラダに。

材料（2人分）　　　　　　　　　　　**564kcal**

チキンのビネガー煮（P118）……………2食分
アボカド…………………………小1個（140g）
ミックスビーンズ（水煮）……………………100g
グリーンリーフ……………………………………80g

1. チキンは食べやすい大きさに切り、アボカドは種と皮を取り除き、1〜2cm角に切る。ミックスビーンズは汁をきる。

2. グリーンリーフをちぎって器に敷き、1を盛り合わせる。

こんなアレンジも
- 角切りのきゅうりを加えても。
- ミックスビーンズを枝豆や大豆の水煮に。

ゆる糖質オフなら

チキンのビネガー煮焼きポテト添え

糖質が高めのじゃがいもも、分量を守ればOK。

材料（2食分）　　　　　　　　　　　**474kcal**

チキンのビネガー煮（P118）……………2食分
じゃがいも………………………………1個（200g）
クレソン（あれば）………………………………少々
オリーブ油………………………………………大さじ1
塩、こしょう……………………………………各少々

1. じゃがいもは皮をむいて6等分に切り、水にさらして水けをふく。

2. フライパンにオリーブ油を中火で熱し、1を入れてこんがりと色よく焼いて塩、こしょうをふる。

3. 器に温めたビネガー煮を盛り、2、クレソンを添える。

1食分糖質 **21.2g**

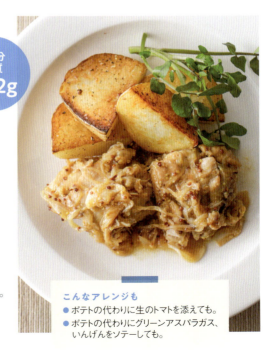

こんなアレンジも
- ポテトの代わりに生のトマトを添えても。
- ポテトの代わりにグリーンアスパラガス、いんげんをソテーしても。

ごちそう肉おかずストック

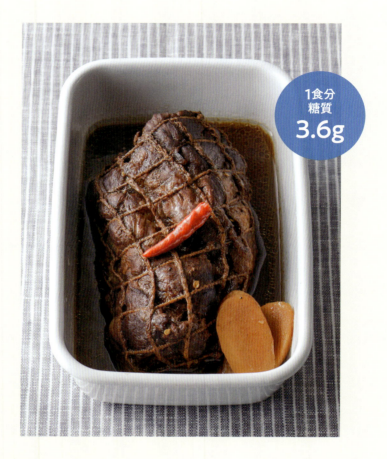

1食分糖質 3.6g

煮豚 [冷蔵3〜4日]

しょうゆ、オイスターソースで煮込んだこっくり味。
煮汁はアレンジ料理の味つけに使えます。

材料（4食分） 291kcal

- 豚肩ロース肉（ネットに入ったもの） …… 400〜500g
- しょうが、にんにく …… 各1かけ
- 赤唐辛子 …… 1本
- A
  - 紅茶（ティーバッグ） …… 2袋
  - 長ねぎ（青い部分） …… 1本分
- B
  - しょうゆ …… 1/4カップ
  - オイスターソース …… 大さじ1
  - シナモンパウダー（あれば） …… 小さじ1/2

1. しょうがは薄切りにし、にんにくは半分に切る。赤唐辛子は種を取り除く。

2. 鍋に豚肉、1、Aを入れ、かぶるくらいの水（分量外）を加える。強火にかけ、煮立ったらBを加えて混ぜる。中火にし、煮汁が1/3量になるまで30分〜1時間煮る。ティーバッグ、長ねぎを取り除く。

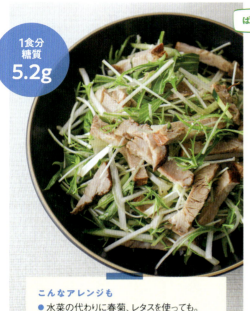

1食分糖質 5.2g

ばっちり糖質オフなら

細切り豚肉と水菜のサラダ

しゃきしゃき野菜と合わせ、
煮汁であえた、ボリュームサラダ。

材料（2人分）　　　　　　　　　　　　304kcal

煮豚(P120)……………………………2食分
水菜……………………………1/4束(50g)
長ねぎ…………………………1/3本(30g)
きゅうり………………………1/2本(50g)
煮豚の煮汁……………………………大さじ3

1. 水菜は4cm幅、長ねぎは細切り、きゅうりは斜め薄切りにしてからせん切りにする。合わせて冷水に3分ほどさらし、水けをふく。
2. 煮豚は1cm幅に切る。
3. ボウルに1、2を入れ、煮豚の煮汁を加えて全体を混ぜる。

こんなアレンジも
- 水菜の代わりに春菊、レタスを使っても。
- 長ねぎの代わりに青じそ、みょうがを使っても。

ゆる糖質オフなら

豚肉と野菜のチャプチェ風

春雨を加えるとボリュームが出て、
具のうまみをしっかりと閉じ込めます。

材料（2人分）　　　　　　　　　　　　384kcal

煮豚(P120)……2食分　　生しいたけ…4枚(60g)
春雨(乾燥)………40g　　ごま油………小さじ2
もやし…1/2袋(100g)　　煮豚の煮汁……大さじ4
キャベツ…………100g　　塩、こしょう……各少々

1. 春雨は熱湯に2〜3分ほどつけてもどし、水けをきる。もやしはざるに入れて水洗いをし、水けをきる。キャベツは3〜4cm四方に切り、しいたけは軸を落として薄切りにする。煮豚は薄切りにする。
2. フライパンにごま油を中火で熱し、1を入れて炒める。全体に油が回ったら、煮豚の煮汁を加えて調味し、塩、こしょうをふる。

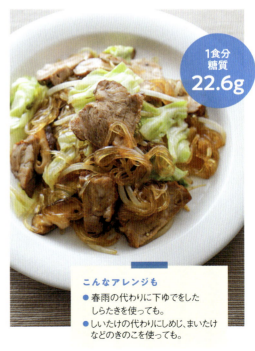

1食分糖質 22.6g

こんなアレンジも
- 春雨の代わりに下ゆでをしたしらたきを使っても。
- しいたけの代わりにしめじ、まいたけなどのきのこを使っても。

ごちそう肉おかずストック

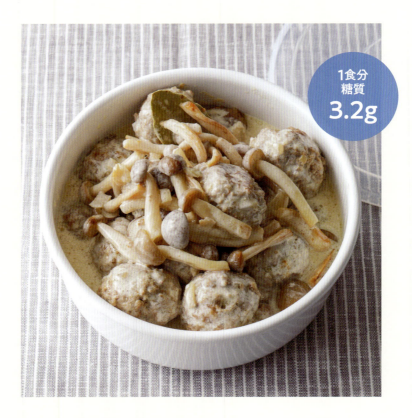

1食分糖質 **3.2g**

ミートボールのクリーム煮

たねには、小麦粉でなく、おからパウダーを使います。
濃厚な生クリームも低糖質。

材料（4食分） 405kcal

合いびき肉	400g
しめじ	2パック（200g）
玉ねぎ	1/4個（40g）
にんにく	1かけ
A ┌ 溶き卵	1/2個分
│ おからパウダー	大さじ2
│ 塩	小さじ1/2
└ こしょう	少々
オリーブ油	大さじ1
B ┌ ローリエ	1枚
│ 白ワイン	1/2カップ
└ コンソメ（顆粒）	小さじ1
生クリーム	1カップ

1. しめじは石づきを切り落とし、1本ずつにほぐす。玉ねぎはみじん切りにする。にんにくは半分に切る。

2. ボウルにひき肉を入れてよく練り、玉ねぎ、Aを加えてよく混ぜ、一口大のだんご状にまとめる。

3. フライパンにオリーブ油、にんにくを入れて中火で熱し、香りが立ったらしめじを加えて炒め合わせる。

4. しめじがしんなりとしたら、2を加えて全体を焼き、Bを加える。煮立ったらふたをして8分ほど煮る。生クリームを加えてさっと煮、味をみて塩、こしょう各少々（分量外）を加える。

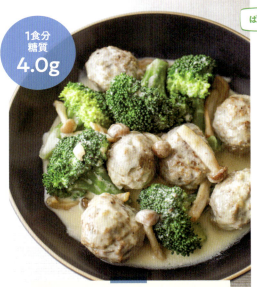

> ばっちり糖質オフなら

1食分糖質 **4.0g**

ミートボールとブロッコリーのクリーム煮

かためにゆでたブロッコリーを加えて
さっとひと煮。

材料（2人分）　　　　　　　　　　　　438kcal

ミートボールのクリーム煮（P122）……… 2食分
ブロッコリー……………………… 小1株（200g）
塩…………………………………………………少々

1. ブロッコリーは小房に分け、大きなものは縦半分に切る。
2. 鍋に湯を沸かし、塩、ブロッコリーを入れて1分30秒ほどゆでる。ざるに上げて水けをきる。
3. ミートボールのクリーム煮を温め、2を加えてさっと煮る。

こんなアレンジも
● ブロッコリーの代わりにグリーンアスパラガス、カリフラワーを使っても。

> ゆる糖質オフなら

ミートボールのクリームパスタ

ショートパスタだから、
自然にゆっくりと味わえます。

材料（2人分）　　　　　　　　　　　　481kcal

ミートボールのクリーム煮（P122）……… 2食分
ショートパスタ＊………………………………40g
塩…………………………………………………少々
＊コンキリエやペンネ、マカロニなど。

1. 鍋に湯を沸かし、塩、パスタを入れ、袋の表示の時間どおりにゆでる。ざるに上げて、水けをきる。
2. ミートボールのクリーム煮を温め、1を加えてさっと煮る。

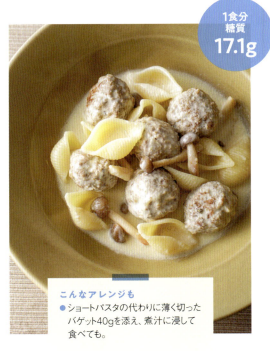

1食分糖質 **17.1g**

こんなアレンジも
● ショートパスタの代わりに薄く切ったバゲット40gを添え、煮汁に浸して食べても。

糖質オフの SOS!

「どうしてもご飯やお菓子が食べたい!」「お酒は飲んでいいの?」「作りおきが切れた!」…。
そんな糖質オフダイエットの悩みに解決策をお届けします。

SOS! ご飯をいっぱい食べたい!

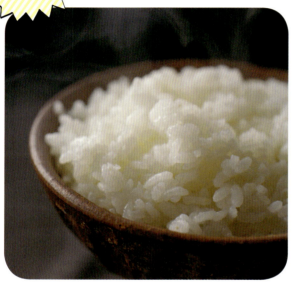

炊きたてのつやつやご飯は、最高においしいですね。普段、ご飯を何gくらい食べていましたか? 太りぎみの人の場合、ご飯を食べ過ぎていることが多いです。糖質オフダイエットでは、糖質が高いご飯の量のコントロールが必要不可欠。いちばん大切なのは量をきちんと守ることです。野菜のおかずを先に食べると、同じ量でも満足度が高まります。

もう少し量を食べたいという人は、食材を加えて糖質を増やさずにかさ増しする方法もあります。

ダイエット成功のPoint! 量をしっかり確認する!

この本の「ゆる糖質オフダイエット」では、主食でとる糖質を約20gとしています。ご飯の量は約55g、茶碗で1/3杯分ほどです。ご飯は目分量でよそわずに、分量をきちんとはかることが大切。炊いたご飯を1食分ずつラップで包み、冷凍保存をしておくと便利です。なお、ダイエット終了後は、ご飯150gが適量。引き続きしっかりはかって食べるのがリバウンドを防ぐポイントです。

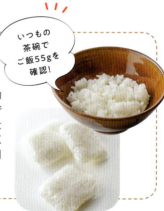

いつもの茶碗でご飯55gを確認!

かさ増しご飯

白米のみより量が食べられるので、満足感を得ることができます。

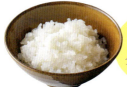

くさみがなくて食べやすい！

しらたきご飯

ご飯55gに、ゆでて細かく刻んだしらたき55gを混ぜる。

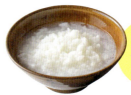

ご飯があればすぐできる！

おかゆ

鍋にご飯55g、水3/4カップを入れて煮立て、弱火で5分ほど煮る。

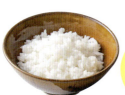

米といっしょに炊くだけ！

マンナン入りご飯

こんにゃく由来なので、食物繊維がとれる。同じ量の白米と比べ、糖質を30％強カットできる。炊き方は袋の表示を参考に。

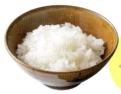

ご飯のような弾力と口当たり！

粒こんにゃく入りご飯

米といっしょに炊くだけ。さまざまなメーカーから販売されている。糖質を50％カットできるものも。炊き方は袋の表示を参考に。

麺やパンは市販のものを賢く利用

ダイエット中だからといって、大好きなラーメンやパンをがまんし続けるのはストレスがたまりますね。最近ではスーパーやコンビニなどでも、低糖質の麺やパンが多く売られています。どうしても食べたくなったときは、これらを利用すれば安心。ただし、それだけでおなかいっぱいにしようとせず、いっしょに肉や魚、ゆで卵でたんぱく質、サラダでビタミン・ミネラルをとってバランスのよい食事を心がけましょう。

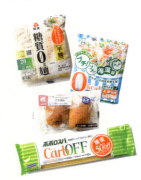

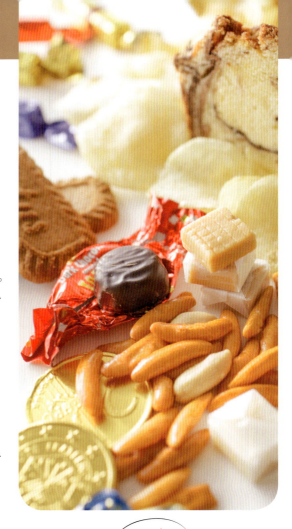

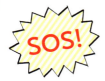

お菓子が大好き！

　チョコレートにポテチ、おせんべい…仕事の合間やテレビを見ながらついもぐもぐ。食後のデザートは別腹で。ストレス解消にひと役かってくれていて、これを断つのはなかなかにむずかしいですね。ですが、これらは基本的に糖質が高く、間違いなく肥満のもとです。

　そこで提案。できるだけ糖質の低いお菓子を選びましょう。食べ過ぎには要注意ですが、適量を食べる分には、それほど気にせずに食べられるものがあります。

　菓子袋から直接食べるのではなく、必要な量をお皿に取り分けて食べるのもポイントです。お菓子でとってよい糖質量は、1日で10g以内が目安。

 ダイエット成功のPoint

甘いものが食べたいときは プロテインヨーグルト

プロテインは高たんぱくで低糖質。しかしながら、飲みやすいように甘みと味が工夫されています。これをプレーンヨーグルトに混ぜるだけで、おいしいスイーツができあがります。量はプレーンヨーグルト100gに対して、プロテイン大さじ1が目安。プロテインのほかに、きな粉を混ぜるのもおすすめです。

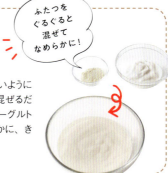

ふたつをぐるぐると混ぜてなめらかに！

糖質オフのSOS! ……お菓子が大好き!

低糖質のおやつ

満足感を得られる噛みごたえのあるおやつがおすすめです。
ただし、低糖質だからといっておなかいっぱいになるまで食べるのはNG。

ナッツ類
20g／糖質約3g

おしゃぶり昆布
12g／糖質3.6g

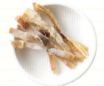

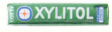

あたりめ
20g／糖質0.1g

小魚
30g／糖質0.1g

キシリトールガム
2粒／糖質2.2g

市販の低糖質お菓子も登場

エリスリトールやラカンカエキスなどの甘味料を使ったお菓子や、アイス、ケーキなども続々と市販されはじめています。上手に取り入れれば強い味方に。ただし、甘いものを食べるクセをつけてしまうと、自然と体が甘みを欲するようになるので、たまのごほうび程度にしましょう。

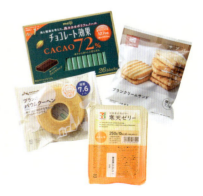

糖質オフのSOS! ……お菓子が大好き!

ダイエットを楽しもう。

手作り糖質オフスイーツ

ダイエット中も安心して食べられるレシピを紹介します。
自分で作ると、気分転換にもなります。

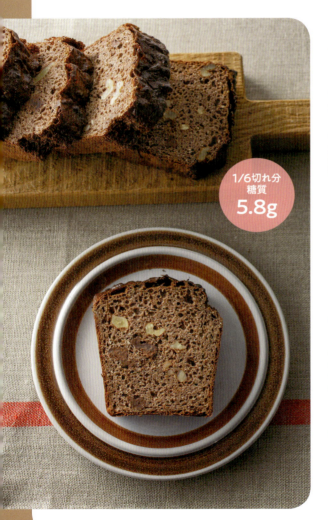

1/6切れ分
糖質
5.8g

プロテインの
チョコパウンドケーキ

室温5日、冷凍可能

チョコ味のプロテインがお菓子作りに
大活躍。混ぜるだけの本格ケーキ。

材料(9×18×高さ6.5cmのパウンド型1台分)

チョコレート(カカオ72%以上)	25g
むきくるみ	35g
A ┌ プロテイン(チョコフレーバー)	60g
│ おからパウダー	30g
│ アーモンドパウダー	30g
│ ベーキングパウダー	小さじ1
│ 卵	2個
│ 牛乳	1/2カップ
│ はちみつ*	20g
└ ウイスキー	大さじ2

*ラカント大さじ1を使ってもよい。

1 パウンド型にオーブン用シートを敷く。オーブンを180℃に温めはじめる。

2 チョコレート、くるみは粗く砕く。

3 ボウルにAの材料を入れ、泡立て器で全体をよく混ぜる。粉っぽさがなくなったら2を加えてさっと混ぜ、型に入れる。

4 180℃のオーブンで30分ほど焼く。生地に竹串を刺してみて、何もついてこなければ焼きあがり。網などに取り出して冷まし、6等分に切る。

おからクッキー

室温5日、冷凍可能

たっぷりのおからを使った、
ヘルシースイーツ。
ラカントでしっかりした甘さ。

材料（12枚分）

バター（食塩不使用）	75g
A { おから(生)	200g
アーモンドパウダー	30g
ベーキングパウダー	小さじ1と1/2
ラカント	大さじ5
卵	1個

1. ボウルにバターを入れて室温でやわらかくする。ハンドミキサー（または泡立て器）で白っぽくなるまでよく混ぜる。
2. 1にAの材料を入れ、ハンドミキサー（または泡立て器）でよく混ぜる。粉っぽさがなくなったら直径3〜4cmの棒状にし、ラップで包んで冷蔵庫で30分ほど休ませる。
3. 天板にオーブン用シートを敷く。オーブンを170℃に温めはじめる。
4. 2のラップをはずして1cm幅に12枚切り、天板に並べる。170℃のオーブンで20分焼き、150℃に下げて20分ほど焼く。

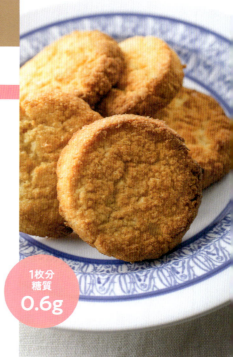

1枚分糖質 **0.6g**

ブルーベリーのプロテインゼリー

冷蔵5日

ブルーベリーは糖質が低め。
プロテインは
バニラやストロベリーなど、
好みのフレーバーで。

材料（3個分）

ブルーベリー	30g
粉ゼラチン	5g
水	大さじ2
牛乳*	1と1/2カップ
プロテイン	大さじ3

＊低脂肪がおすすめ。

1. ボウルに分量の水を入れ、ゼラチンを加えて10分ほどおき、ふやかす。
2. 鍋に牛乳1/2カップほどを入れて中火にかけ、温まったら火を止め、1を加えて溶かす。
3. ボウルに残りの牛乳、プロテインを入れてよく混ぜる。2を加えてさらに混ぜ、容器に等分に注ぎ、冷蔵庫で1時間ほど冷やしかためる。ブルーベリーをのせる。

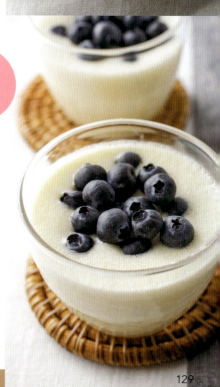

1人分糖質 **6.5g**

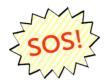

お酒が
やめられない！

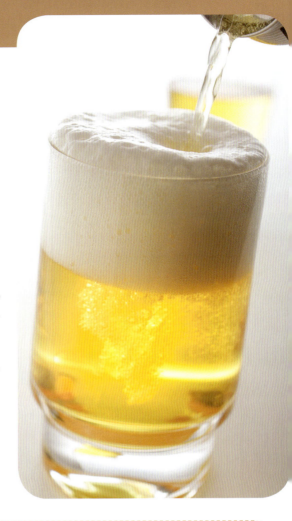

お酒好きな人にとって「お酒とうまくつき合えるか」がダイエット成功のカギですね。

糖質オフダイエットなら、断酒の必要はありません。大事なのは、選ぶ種類。ウイスキー、ブランデー、ジン、ウォッカ、焼酎などの蒸留酒は、糖質0なので飲んでも大丈夫です。

逆に糖質を多く含むお酒は、ビール、日本酒、紹興酒、果実酒など。これらはできるだけ避けましょう。

お酒を飲むときは、水をいっしょに飲むこと。また、飲み過ぎないように注意し、食べるおつまみにも気をつけることが大切です。

休肝日を設けるのが大事！

肝臓で焼酎180mlほどのアルコールを分解するのに、6～7時間ほどが必要だといわれています。つまり、お酒を飲むと就寝してからも肝臓はひたすら働き続けるのです。これを毎日続けていると、肝臓は酷使され、悲鳴を上げてしまいます。肝臓を休める「休肝日」を意識してとりましょう。同量なら、1週間で7日に分けて飲むより、2日飲んだら1日飲まないというように休肝日を作った方が肝臓への負担は少なくなります。また、休肝日を作ると、アルコール依存度が弱まり、飲まなくてもよい日が増えてきます。

糖質オフの SOS! ……お酒がやめられない!

低糖質のアルコール

お酒はムリに我慢するのではなく、蒸留酒やワインなどの低糖質のお酒を賢く選びましょう。
とはいえ、飲み過ぎにはくれぐれもご注意を。

糖質0ビール 糖質0g
どうしてもビールが飲みたいときは、コレ。
ただし栄養成分表示は100mlあたり0.5g以下なら「0」と表示できる。

ウイスキー 糖質0g
ハイボール、水割り、ロックなど好みのスタイルで。

焼酎 糖質0g
レモンサワー、お湯割りなどで。缶酎ハイは砂糖が入っているものもあるので注意。

辛口ワイン 100ml／糖質1.5～2.0g
辛口赤ワインは100mlで糖質1.5g。辛口白ワインは同量で2.0g。

おすすめ糖質オフつまみ

せっかくお酒で糖質オフをしても、いっしょに食べるおつまみが高糖質では台無しです。糖質の高いいも料理、揚げもの、粉もの、ご飯ものなどは避けましょう。

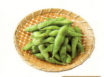 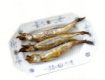 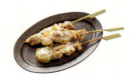

枝豆 20さや 糖質1.1g　　ししゃも 3尾 糖質0.3g　　焼きとり（塩）3本 糖質0g

冷ややっこ 1/3丁 糖質1.8g　　生ハム 2枚 糖質微量　　チーズ 30g 糖質約0.3g

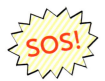

作りおきが切れた!

忙しかったり、時間がなかったりして、うっかり作りおきを切らしてしまった、という日もあると思います。

そんなときでもさっと作れる、とびっきり簡単な料理を紹介します。

焼くだけ、チンするだけ、切るだけ。とにかくどれもスピーディー。メインおかず、サブおかず①、サブおかず②から一品ずつチョイスすれば栄養のバランスも整います。

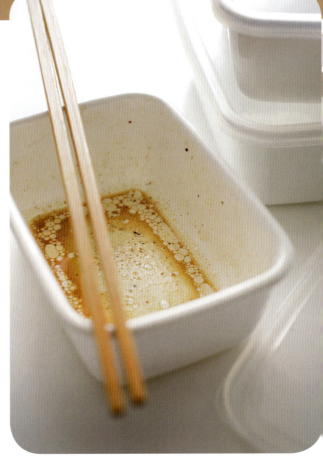

ダイエット成功のPoint!

主食の代替になる豆腐と厚揚げ!

ご飯を食べない「ばっちり」コースでご飯がわりに何か食べるなら、豆腐、厚揚げがおすすめ。おかずと交互に食べて口の中をリフレッシュさせましょう。豆腐はそのまま、または電子レンジで加熱し、しょうゆや塩＋ごま油をかけても。厚揚げはみそをぬって、オーブントースターで焼いても。

「ばっちり」コースの強い味方!

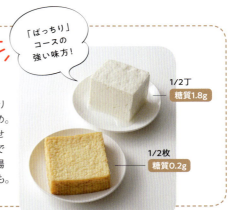

1/2丁 糖質1.8g

1/2枚 糖質0.2g

糖質オフのSOS! ……作りおきが切れた!

超簡単糖質オフおかず

食べるときにしょうゆ、酢、ごま油やマヨネーズ、ポン酢しょうゆなど、好みの調味料をかけてください。

メインおかず

焼き肉
好みの肉に塩、こしょうをふり、サラダ油で両面を色よく焼く。

ゆでささ身
筋を取り除き、耐熱皿にのせ、ふんわりとラップをかぶせて電子レンジで加熱する。

焼き魚
好みの切り身魚に塩をふり、魚焼きグリルで焼く。

さばの水煮（缶詰）
汁ごと器に盛る。

目玉焼き
サラダ油を熱して卵を割り入れ、塩をふって弱火で焼く。

サブおかず①

ゆでブロッコリー
小房に分け、塩ゆでをして水けをきる。

ゆでアスパラガス
塩ゆでし、冷水にとって冷まし、水けをきる。5cm長さに切る。電子レンジで加熱しても。

ゆでもやし
熱湯でゆで、水けをきる。

蒸しきのこ
耐熱皿にぬらしたペーパータオルを敷いて好みのきのこをのせ、電子レンジで加熱する。

ゆでほうれん草
塩ゆでをして冷水にとり、水けを絞って4cm長さに切る。

サブおかず②

ちぎりレタス
食べやすい大きさにちぎる。

たたききゅうり
すりこ木でたたいてひびを入れ、一口大にする。

アボカド
皮、種を取り除き、食べやすく切る。

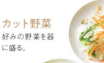
カット野菜
好みの野菜を器に盛る。

食材別糖質量

日常的によく食べる食材の100gあたりの糖質量です。
アルコール、おやつ、フルーツはわかりやすい分量、
調味料は大さじ1杯分の糖質量としました。

正味100g中の糖質量	少ない…0〜5.9g		やや多い…6.0〜9.9g	多い…10g以上
肉類	[鶏肉] 砂肝…………………微量 鶏ささ身………………0g 鶏手羽先………………0g 鶏ひき肉………………0g 鶏胸肉…………………0.1g 鶏もも肉………………0g 鶏レバー………………0.6g [豚肉] 豚バラ肉………………0.1g 豚ひき肉………………0.1g 豚ヒレ肉………………0.3g 豚もも肉………………0.2g 豚ロース肉……………0.2g	[牛肉] サーロイン……………0.4g 牛肩ロース肉…………0.2g 牛タン肉………………0.2g 牛ひき肉………………0.3g 牛ヒレ肉………………0.5g 牛もも肉………………0.4g 牛レバー………………3.7g [ラム肉] ラム(ロース)……………0.2g [加工品] サラミソーセージ 　(セミドライ)…………2.6g 生ハム(促成)……………0.5g ベーコン………………0.3g ロースハム……………1.3g		
魚介類	[魚介] あじ……………………0.1g いわし…………………0.2g 鮭………………………0.1g さば……………………0.3g さわら…………………0.1g さんま…………………0.1g たい……………………0.1g たら……………………0.1g めかじき………………0.1g ぶり……………………0.3g [加工品] アンチョビ……………0.1g イクラ…………………0.2g うなぎのかば焼き……3.1g 辛子明太子……………3.0g	まぐろ…………………0.1g あさり…………………0.4g うに……………………3.3g カキ……………………4.7g しじみ…………………4.5g はまぐり………………1.8g 帆立貝柱………………3.5g いか類……0.1〜0.2g たこ(ゆで)………………0.1g えび(ブラックタイガー)…0.3g さばの水煮(缶詰)…微量 スモークサーモン……0.1g たらこ…………………0.4g ツナ(油漬け)……………0.1g	[加工品] かに風味かまぼこ 　……………………9.2g かまぼこ(蒸し)…9.7g 魚肉ソーセージ…8.8g つみれ……………6.5g	[加工品] さつま揚げ……13.9g はんぺん………11.4g 焼きちくわ……13.5g
卵	うずら卵(水煮)……0.6g 鶏卵……………………0.3g ピータン………………0g			

正味100g中の糖質量	少ない…0〜5.9g	やや多い…6.0〜9.9g	多い…10g以上
大豆製品	厚揚げ……0.2g 油揚げ……0g おから(生)……2.3g 絹ごし豆腐……1.7g 高野豆腐……1.7g 豆乳……2.9g 納豆……5.4g 木綿豆腐……1.2g 焼き豆腐……0.5g		
チーズ	カッテージチーズ……1.9g カマンベールチーズ……0.9g クリームチーズ……2.3g 粉チーズ……1.9g スライスチーズ……1.3g ピザ用チーズ……0.1g プロセスチーズ……1.3g モッツァレラチーズ……4.2g		
乳製品	牛乳(普通)……4.8g 生クリーム……3.1g プレーンヨーグルト……4.9g		ヨーグルト(加糖)……11.9g ヨーグルトドリンク(加糖)……12.2g
主食			[ご飯] 玄米(炊)……34.2g ご飯(炊・精白米)……36.8g ご飯(炊・胚芽精米)……35.6g ご飯(炊・雑穀入り)……33.1g すし飯……34.4g 赤飯……40.3g 全がゆ……15.6g [餅] 切り餅……50.3g [パン] クロワッサン……42.1g 食パン……44.4g バゲット……54.8g バターロール……46.6g ベーグル……52.1g ライ麦パン……47.1g [麺] うどん(ゆで)……20.8g スパゲッティ(乾燥)……71.2g そうめん(乾燥)……70.2g そば(ゆで)……24.0g 中華麺(蒸し)……36.5g 春雨(乾燥)……85.4g ビーフン(乾燥)……79.0g

食材別糖質量

正味100g中の糖質量	少ない…0〜5.9g		やや多い…6.0〜9.9g	多い…10g以上
野菜	[野菜] 枝豆………3.8g オクラ………1.6g 貝割れ菜………1.4g かぶ………3.1g カリフラワー………2.3g 絹さや………4.5g キャベツ………3.4g きゅうり………1.9g グリーンアスパラガス…2.1g クレソン………0g ゴーヤー………1.3g 小松菜………0.5g サニーレタス………1.2g さやいんげん………2.7g 春菊………0.7g ズッキーニ………1.5g セロリ………2.1g [加工品] たけのこ(ゆで)………2.2g	大根………2.8g 大豆もやし………0g 青梗菜………0.8g 豆苗………0.7g トマト………3.7g 長ねぎ………5.8g なす………2.9g にら………1.3g 白菜………1.9g パプリカ………5.6g ピーマン………2.8g ブロッコリー………0.8g ほうれん草………0.3g 水菜………1.8g もやし………1.3g ヤングコーン………3.3g レタス………1.7g 白菜キムチ………5.2g	[野菜] グリーンピース………7.6g ごぼう………9.7g スナップエンドウ………7.4g 玉ねぎ………7.2g にんじん………6.3g	[野菜] かぼちゃ………17.1g 空豆………12.9g とうもろこし………13.8g れんこん………13.5g
いも類	[加工品] こんにゃく………0.1g	しらたき………0.1g		さつまいも………29.7g 里いも………10.8g じゃがいも………16.3g 長いも………12.9g やまといも………24.6g
きのこ類	えのきだけ………3.7g エリンギ………2.6g きくらげ(ゆで)………0g しめじ………1.3g	なめこ(ゆで)………2.4g 生しいたけ………1.5g まいたけ………0.9g マッシュルーム………0.1g		
海藻類	ひじき(ゆで)………0.3g めかぶ………0g	もずく………0g わかめ(湯通し塩蔵・塩抜き)…0.1g		

わかりやすい分量の糖質量	少ない…0〜5.9g	やや多い…6.0〜9.9g	多い…10g以上	
果物	アボカド(1個・250g)…1.6g いちご(1粒・15g)…1.1g さくらんぼ(2個・12g)…1.5g びわ(1個・70g)…4.4g ブルーベリー(10粒・30g)…2.9g	いちじく(1個・60g)…6.3g キウイ(1個・100g)…9.4g プラム(1個・100g)…7.3g みかん(1個・100g)…8.8g メロン(1/6個・260g)…9.8g	オレンジ(1個・250g)…27.0g 柿(1個・250g)…26.0g グレープフルーツ(1個・300g)…18.9g すいか(1切れ・400g)…22.1g パイナップル(100g)…11.9g	バナナ(1本・150g)…19.3g ぶどう(巨峰1/2房・150g)…18.2g マンゴー(1個・400g)…40.6g 桃(1個・200g)…15.1g りんご(1個・250g)…30.0g

食材別糖質量

わかりやすい分量の糖質量

	少ない…0〜5.9g	やや多い…6.0〜9.9g	多い…10g以上	
市販のおやつ	あたりめ（ひとつかみ・20g）……0.1g おしゃぶり昆布（12g）……3.6g 小魚（ひとつかみ・30g）……0.1g さきいか（ひとつかみ・20g）……3.5g 酢昆布（15g）……2.3g ビーフジャーキー（30g）……1.9g ミックスナッツ……3.3g		オレンジゼリー（1個・160g）……31.4g カステラ（1切れ・50g）……31.3g クッキー（3枚・24g）……14.7g 串だんご（みたらし1串・60g）……26.9g 串だんご（こしあん1串・70g）……50.1g シュークリーム（1個・110g）……47.3g ショートケーキ（1個・110g）……47.3g	しょうゆせんべい（1枚・20g）……16.5g 大福（1個・60g）……30.2g ドーナツ（1個・50g）……29.5g どら焼き（1個・80g）……44.5g バニラアイスクリーム（1個・95g）……21.3g ベイクドチーズケーキ（1個・110g）……23.1g プリン（1個・80g）……11.8g ポテトチップス（20枚・30g）……15.2g ミルクチョコレート（6かけ・30g）……15.6g
ドリンク	ウーロン茶（100ml）……0.1g 紅茶（無糖）……0.1g コーヒー（無糖）……0.7g ほうじ茶（100ml）……0.1g 緑茶（100ml）……1.0g	カフェラテ（無糖・240ml）……8.2g トマトジュース（200ml）……6.9g ミルクティー（加糖・200ml）……4.2g 野菜ジュース（200ml）……7.6g	オレンジジュース（果汁100%・200ml）……22.5g カフェラテ（加糖・240ml）……12.0g 缶コーヒー（加糖1本・185g）……15.2g コーラ（200ml）……23.9g	サイダー（200ml）……21.4g スポーツドリンク（200ml）……10.2g ミルクココア（100g）……74.9g りんごジュース（200ml）……24.8g
アルコール類	ウイスキー……0g 焼酎……0g ジン……0g ワイン（赤辛口・100ml）……1.5g ワイン（白辛口・100ml）……2.0g	紹興酒（180ml）……9.0g 日本酒（純米・180ml）……6.5g	甘酒（1缶・190g）……34.0g 梅酒（100ml）……21.5g 発泡酒（350ml）……12.8g ビール（淡色／350ml）……10.9g	

大さじ1中の糖質量

	少ない…0〜2.9g	やや多い…3.0〜5.0g	多い…5.0g以上	
調味料	油（サラダ油、オリーブ油など）……0g 塩……0g しょうゆ（薄口）……1.4g しょうゆ（濃口）……1.8g 酒（清酒）……0.7g 酢（穀物酢）……0.4g 酢（米酢）……1.1g	粒マスタード……2.3g 豆板醤……0.6g バター……微量 ポン酢しょうゆ……1.4g マヨネーズ……0.5g めんつゆ（ストレート）……1.3g ゆずこしょう……0.6g ワインビネガー……0.2g	ウスターソース……4.7g オイスターソース……3.3g コンソメ（顆粒）……3.8g トマトケチャップ……3.8g ナンプラー……4.9g みそ（淡色辛みそ）……3.1g	片栗粉……7.3g 小麦粉……6.6g 砂糖……8.9g はちみつ……16.7g みそ（甘みそ）……5.8g みりん……7.8g メープルシロップ……13.9g 焼き肉のたれ……6.0g

材料別料理さくいん

セットのおかず以外のものを作りたいとき、冷蔵庫にあるもので作りたいときなどにご活用ください。円の中の数字がページ数です。

● = ばっちり　● = ゆる　● = 冷蔵庫のお助けストック

肉

鶏肉

 24 サラダチキン

 49 鶏肉の塩から揚げ

 51 チキンとブロッコリーのグラタン

 55 鶏肉のいんげんチーズ巻き

 63 鶏肉と豆もやしのサンゲタン風

 74 タンドリーチキン

 99 鶏チャーシュー

 101 チキンのマヨ照り焼き

 118 チキンのビネガー煮

豚肉

 36 豚肉ときのこのアヒージョ

 59 豚しゃぶ梅じそソース

 82 豚小間と野菜のピリ辛炒め

 93 高野豆腐の豚肉巻き

 97 豚肉のソテーオニオンにんにくソース

 109 厚揚げ、豚肉、青梗菜の炒めもの

 120 煮豚

牛肉

 32 韓国風ステーキ

 70 ローストビーフ

 78 牛肉と野菜のオイスターカレー炒め

合いびき肉

 40 ミートボールとキャベツのトマト煮

 122 ミートボールのクリーム煮

鶏ひき肉

 47 エリンギと鶏ひき肉のピリ辛炒め

 95 豆腐入りみそつくね

牛ひき肉

 107 おからバーグトマトソース

豚ひき肉

 45 ひき肉と納豆の中華炒め

 57 豚ひき肉の油揚げギョーザ

肉の加工品

ウインナソーセージ

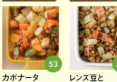 53 カポナータ

ベーコン

 29 レンズ豆とベーコンの煮もの

 59 ブロッコリーとベーコンのスープ

 64 油揚げのピザトースト

79 パプリカとベーコンのチーズ風味

ロースハム

もやしと豆苗のマヨサラダ 45

ズッキーニとハムのチーズ炒め 61

小松菜とコーンのオイル蒸し 91

ハムとチーズのサンドイッチ 111

魚介

鮭
鮭としいたけのわさびチーズ焼き 53

鮭のみそマスタード焼き 105

さば
さばのカレーマヨ焼き 61

さばとたっぷり野菜の南蛮漬け 103

めかじき
めかじきのカレーピカタ 28

めかじきとしし唐のから揚げ 91

いか
いかとセロリのビネガー炒め 59

たこ
ピーマンとたこのキムチ炒め 63

えび
えびチリ 86

魚介の加工品

鮭の水煮(缶詰)
サーモンクリームチーズディップ 41

さばの水煮(缶詰)
おからのポテサラ風 97

ゆで卵のさば缶のせ 65

スモークサーモン
サーモンとチーズのラップサンド 110

ちくわ
豆もやしとちくわのゆずこしょうあえ 57

ちりめんじゃこ
いんげんとまいたけのじゃこ炒め 95

ツナの油漬け(缶詰)
青梗菜とツナのごまマヨネーズ 37

カリフラワーとツナのホットサラダ 109

帆立の水煮(缶詰)
青梗菜と帆立のさっと煮 99

卵

豆苗と卵のスープ 25

かにかまのレンジ茶碗蒸し 33

カラフルオープンオムレツ 47

オクラと卵のスープ 57

油揚げのピザトースト 64

ゆで卵のさば缶のせ 65

アボカドエッグ 65

香味卵 83

高野豆腐のかき玉汁 103

納豆＋目玉焼きのせご飯 111

チーズ

卵と豆腐入り雑炊 111

ゆで卵 116

カッテージチーズ
ミックスビーンズのデリサラダ 49

クリームチーズ
サーモンクリームチーズディップ 41

スライスチーズ
サーモンとチーズのラップサンド 110

ハムとチーズのサンドイッチ 111

材料別料理さくいん

乳製品						
ピザ用チーズ		プロセスチーズ	モッツァレラチーズ		プレーンヨーグルト	
51	64	65	55	107		65
チキンとブロッコリーのグラタン	油揚げのピザトースト	アボカドエッグ	鶏肉のいんげんチーズ巻き	アボカドチーズオイル		オールブランのせヨーグルト

大豆製品						
	厚揚げ	油揚げ		おから(生)		絹ごし豆腐
	109	57	64	97	107	45
	厚揚げ、豚肉、青梗菜の炒めもの	豚ひき肉の油揚げギョーザ	油揚げのピザトースト	おからのポテサラ風	おからバーグトマトソース	ほうれん草の和風ポタージュ

高野豆腐		納豆			木綿豆腐	
99	93	103	45	111	64	95
青梗菜と帆立のさっと煮	高野豆腐の豚肉巻き	高野豆腐のかき玉汁	ひき肉と納豆の中華炒め	納豆＋目玉焼きのせご飯	豆腐のチーズステーキ	豆腐入りみそつくね

豆類						
			金時豆		ひよこ豆	
101	111	117	53	107		79
かぶと豆腐のみそポタージュ	卵と豆腐入り雑炊	塩豆腐	カリフラワーと金時豆のカレーサラダ	アボカドチーズオイル		ひよこ豆とパセリのサラダ

野菜						
	ミックスビーンズ			レンズ豆		青じそ
105	49	93	119	29		59
きのことひよこ豆のソテー	ミックスビーンズのデリサラダ	ひじきとミックスビーンズのサラダ	チキンとミックスビーンズのサラダ	レンズ豆とベーコンの煮もの		豚しゃぶ梅じそソース

	枝豆	オクラ		かぶ	カリフラワー	
	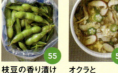					
95	55	57	75	101	53	109
豆腐入りみそつくね	枝豆の香り漬け	オクラと卵のスープ	オクラとトマトのサラダ	かぶと豆腐のみそポタージュ	カリフラワーと金時豆のカレーサラダ	カリフラワーとツナのホットサラダ

材料別料理さくいん

キャベツ
- ミートボールとキャベツのトマト煮 40
- キャベツのカレーコールスロー 47
- 酢キャベツ 61
- オートミールのリゾット 110

きゅうり
- 豚肉と野菜のチャプチェ風 121
- ミックスビーンズのデリサラダ 49
- きゅうりと納豆昆布のねばねばあえ 63
- おからのポテサラ風 97
- 糸寒天ときゅうりの中華風サラダ 99
- たたききゅうりの梅あえ 103

グリーンアスパラガス
- カラフルオープンオムレツ 47

小松菜
- 小松菜のポタージュスープ 49
- 小松菜とコーンのオイル蒸し 91
- 小松菜としめじのおひたし 93

さやいんげん
- 鶏肉のいんげんチーズ巻き 55
- いんげんとまいたけのじゃこ炒め 95

しし唐
- めかじきとしし唐のから揚げ 91

香菜
- しらたきのエスニック風サラダ 55

ズッキーニ
- ズッキーニの塩きんぴら 41
- カポナータ 53
- ズッキーニとハムのチーズ炒め 61
- ズッキーニとにんじんのホイル焼き 71
- 豚小間と野菜のピリ辛炒め 82

セロリ
- レンズ豆とベーコンの煮もの 29
- サーモンクリームチーズディップ 41
- パプリカとセロリのマリネ 51
- いかとセロリのビネガー炒め 59
- さばとたっぷり野菜の南蛮漬け 103

大根
- オートミールのリゾット 110
- 大根のピリ辛酢漬け 95
- 大根のレモンピクルス 107

玉ねぎ
- しらたきのエスニック風サラダ 55
- 豚肉のソテーオニオンにんにくソース 97
- おからバーグトマトソース 107
- チキンのビネガー煮 118

青梗菜
- 青梗菜とツナのごまマヨネーズ 37
- 青梗菜と帆立のさっと煮 99
- 厚揚げ、豚肉、青梗菜の炒めもの 109

豆苗
- 豆苗と卵のスープ 25
- もやしと豆苗のマヨサラダ 45

トマト、プチトマト
- カポナータ 53
- 油揚げのピザトースト 64

141

トマト、プチトマト

 75 オクラとトマトのサラダ
 99 糸寒天ときゅうりの中華風サラダ
 107 おからバーグトマトソース

長ねぎ

 45 ほうれん草の和風ポタージュ
 49 小松菜のポタージュスープ
 53 カポナータ
 105 きのことひよこ豆のソテー

なす

 25 なすの塩昆布あえ
 53 カポナータ
 78 牛肉と野菜のオイスターカレー炒め

にら

 57 豚ひき肉の油揚げギョーザ

にんじん

 71 ズッキーニとにんじんのホイル焼き
 105 にんじんとパセリのサラダ

パセリ

 79 ひよこ豆とパセリのサラダ

パプリカ

 105 にんじんとパセリのサラダ
 37 パプリカのアンチョビ炒め
 47 カラフルオープンオムレツ
 51 パプリカとセロリのマリネ
 79 パプリカとベーコンのチーズ風味
 82 豚小間と野菜のピリ辛炒め

ピーマン

 63 ピーマンとたこのキムチ炒め
 78 牛肉と野菜のオイスターカレー炒め
 87 ピーマンのおかかあえ

ブロッコリー

 29 ブロッコリーとオリーブのサラダ
 51 チキンとブロッコリーのグラタン
 59 ブロッコリーとベーコンのスープ
 75 ブロッコリーとピーナッツのソテー
 97 ブロッコリーの塩昆布あえ

 116 塩ゆでブロッコリー
 123 ミートボールとブロッコリーのクリーム煮

ほうれん草

 33 ほうれん草ともやしのナムル
 45 ほうれん草の和風ポタージュ
 71 ほうれん草の粒マスタードあえ

水菜

 121 細切り豚肉と水菜のサラダ

もやし

 33 ほうれん草ともやしのナムル
 45 もやしと豆苗のマヨサラダ
 57 豆もやしとちくわのゆずこしょうあえ
 59 豚しゃぶ梅じそソース
 63 鶏肉と豆もやしのサンゲタン風

 101 もやしのザーサイあえ

ヤングコーン

もやしのキムチあえ 109

ヤングコーンのバターじょうゆ炒め 87

れんこん	野菜の加工品	味つきザーサイ (瓶詰)	コーン (缶詰・ホール)	白菜キムチ		
93 ひじきとミックスビーンズのサラダ		101 もやしのザーサイあえ	91 小松菜とコーンのオイル蒸し	63 ピーマンとたこのキムチ炒め	109 もやしのキムチあえ	

果実	アボカド			こんにゃく類	こんにゃく	
	65 アボカドエッグ	107 アボカドチーズオイル	119 チキンとミックスビーンズのサラダ		45 ひき肉と納豆の中華炒め	86 えびチリ

しらたき	つきこんにゃく	きのこ	エリンギ			
55 しらたきのエスニック風サラダ	33 ほうれん草ともやしのナムル		36 豚肉ときのこのアヒージョ	47 エリンギと鶏ひき肉のピリ辛炒め	51 きのこのオイル蒸し	91 きのこのマリネ

	しいたけ					
105 きのことひよこ豆のソテー	36 豚肉ときのこのアヒージョ	45 ひき肉と納豆の中華炒め	51 きのこのオイル蒸し	53 鮭としいたけのわさびチーズ焼き	63 鶏肉と豆もやしのサンゲタン風	

しめじ						
36 豚肉ときのこのアヒージョ	51 きのこのオイル蒸し	83 しめじのトムヤンクン	91 きのこのマリネ	93 小松菜としめじのおひたし	105 きのことひよこ豆のソテー	122 ミートボールのクリーム煮

まいたけ	いも類	じゃがいも	海藻	糸寒天	納豆昆布	芽ひじき
95 いんげんとまいたけのじゃこ炒め		119 チキンのビネガー煮焼きポテト添え		99 糸寒天ときゅうりの中華風サラダ	63 きゅうりと納豆昆布のねばねばあえ	93 ひじきとミックスビーンズのサラダ

材料別料理さくいん

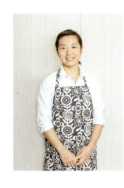

牛尾理恵 [うしお・りえ]

料理研究家、フードコーディネーター、栄養士。簡単でおしゃれ、おいしいレシピに老若男女のファン多数。ご自身も30代最後の誕生日に一念発起し、20歳のころの体重に戻るべく、糖質オフダイエットを開始。結果、8カ月でマイナス10kgの減量に成功した体験をもつ。

『重ねて煮るだけ！おいしいおかず』(学研プラス)、『糖尿病の人の簡単作りおきレシピ』(共著・主婦の友社)など多数。

「糖質オフダイエットは、肉や魚、野菜をはじめ、油や生クリームなどの油脂もしっかりとれるから、がまんをすることなく無理なく続けることができます。しかも、この本で紹介した料理はすき間時間でささっと作れる作りおきなので、忙しくてダイエットをあきらめていた人にもおすすめです」

STAFF

撮影／南雲保夫
デザイン／中村真衣子(梅田敏典デザイン事務所)
イラスト／なかきはらあきこ
構成・編集／園田聖絵(FOODS FREAKS)

写真協力／食のスタジオ、STUDIO DUNK、Getty Images.

30分で3品完成！　作りおき糖質オフおかず210

著　者	牛尾理恵
発行者	若松和紀
発行所	株式会社 西東社

〒113-0034　東京都文京区湯島2-3-13
https://www.seitosha.co.jp/
電話　03-5800-3120（代）
※本書に記載のない内容のご質問や著者等の連絡先につきましては、お答えできかねます。

落丁・乱丁本は、小社「営業」宛にご送付ください。送料小社負担にてお取り替えいたします。
本書の内容の一部あるいは全部を無断で複製（コピー・データファイル化すること）、転載（ウェブサイト・ブログ等の電子メディアも含む）することは、法律で認められた場合を除き、著作者及び出版社の権利を侵害することになります。代行業者等の第三者に依頼して本書を電子データ化することも認められておりません。

ISBN 978-4-7916-2727-1